PURPURAS HÉMORRHAGIQUES

ESSAI

DE NOSOGRAPHIE GÉNÉRALE

PAR

Le Dr Albert MATHIEU
Ancien interne des hôpitaux de Paris,
Membre de la Société anatomique.

PARIS
ALEXANDRE COCCOZ, LIBRAIRE-EDITEUR
11, RUE DE L'ANCIENNE-COMÉDIE, 11

1883

63

PURPURAS HÉMORRHAGIQUES

ESSAI

DE NOSOGRAPHIE GÉNÉRALE

PAR

Le Dr Albert MATHIEU

Ancien interne des hôpitaux de Paris,
Membre de la Société anatomique.

PARIS
ALEXANDRE COCCOZ, LIBRAIRE-EDITEUR
11, RUE DE L'ANCIENNE-COMÉDIE, 11

1883

PURPURAS HÉMORRHAGIQUES

ESSAI DE NOSOGRAPHIE GÉNÉRALE.

INTRODUCTION.

Au XVIe et au XVIIe siècle, le scorbut fit en Europe, en Allemagne surtout, des ravages considérables. Il sévissait épidémiquement. Les médecins voyaient partout son influence : tout était scorbutique. Lind, en 1752, réagit contre cet abus : il fit du scorbut une description qui est demeurée classique. Sept ans auparavant Werlhof, dans le *Commercium Noricum* décrivait le *Morbus maculosus hœmorrhagicus*, qui se séparait nettement du scorbut. La réaction alla si loin que Behrens, un de ses élèves, déclarait distinguer chez le même individu les lésions scorbutiques des lésions de la maladie de Werlhof.

Au commencement du XIXe siècle Willan et Bateman rangent le purpura dans les exanthèmes.

Willan admet l'existence du *purpura simplex*, du *purpura hœmorrhagica*, du purpura urticans, du purpura contagiosa.

Alibert décrit séparément en 1832 les hématoses, qu'il divise en péliose et en pétéchies et subdivise en péliose simple, péliose hémorrhagique, pétéchies primitives, pétéchies symptomatiques.

Rayer frappé de l'importance de la fièvre dans l'histoire du purpura hémorrhagique distingue un purpura fébrilis et un purpura sine febre. Sauf ce point important, il se ralliait du reste à la division de Willan.

Cependant on fit remarquer que la fièvre pouvait n'apparaître que tardivement dans l'évolution du purpura et qu'il n'était pas logique, par conséquent, de prendre comme point de départ l'existence ou l'absence de la réaction fébrile.

D'autre part Schedel et Cazenave, Devergie, Bazin, réduisaient la division de Willan au purpura simplex et au purpura hœmorrhagica.

M. Bucquoy, dans sa thèse, en 1855, fit remarquer, avec raison, qu'il eût mieux valu distinguer une forme bénigne et une forme grave. En effet, comme le dit fort bien Immermann, (Ziemssen's Handb), un purpura simple peut toujours devenir hémorrhagique, et lorsqu'il ne le fait pas, on peut toujours supposer qu'il s'est arrêté dans son évolution.

A l'exemple de Sabatier, M. Bucquoy acceptait la division du purpura hémorrhagique en purpura sthénique et purpura asthénique. C'est l'ancienne doctrine des hémorrhagies.

En 1855, le travail de M. Bucquoy représentait très bien l'état de la question : il avait le mérite de l'exposer fort clairement et de faire connaître d'intéressantes observations.

Les tentatives de classification dermatologiques avaient

donc échoué et il ne restait du purpura hœmorrhagica qu'une description clinique générale qui englobait des faits très différents les uns des autres et ne se prêtait à aucune espèce de division naturelle

Depuis cette époque, la confusion a continué à se faire. Maladie de Werlhof et purpura hœmorrhagica sont devenus des termes synonymes par lesquels on a désigné en bloc des faits qui ne présentent qu'une superficielle ressemblance, qui n'ont d'analogie que par l'apparition d'hémorrhagies internes.

En 1873, M. H. Mollière faisait, dans le Lyon médical, une tentative de désagrégation de la maladie de Werlhof, qu'il déclarait artificiellement constituée et à laquelle il refusait toute existence autonome.

En 1877 notre maître bien aimé, M. Lasègue rappelait fort à propos ce que l'on doit exactement entendre par le terme de *morbus hœmorrhagicus* et ce qu'avaient décrit Werlhof et ses élèves.

Il montrait d'autre part comment certains faits de purpura hémorrhagique peuvent être rapportés au scorbut sporadique. Son opinion a d'autant plus de valeur qu'il a étudié avec grand soin le scorbut des prisons de la Seine pendant le siège de Paris.

Dans ces derniers temps Henoch et M. Couty ont décrit une forme de purpura rhumatoïde dans laquelle le système nerveux exerce une action manifeste. M. Strauss a vu des poussées de purpura succéder aux crises douloureuses chez les ataxiques. L'influence du système nerveux était bien connue déjà depuis l'intéressante étude de M. le professeur Parrot sur les sueurs de sang et les hémorrhagies névropathiques. Récemment M. Faisans étudiait par de nouveaux côtés cette influence nerveuse dans sa thèse sur le purpura myélopathique.

M. Besnier dans son article « Rhumatisme » du dictionnaire de Dechambre, faisait voir combien sont douteuses les manifestations hémorrhagiques du rhumatisme articulaire aigu.

La lumière commence donc à se faire sur ce point obscur de la pathologie, et peut-être le temps est-il venu où l'on peut, sans témérité excessive, essayer d'attribuer à leur cause véritable un certain nombre des faits confondus sous le nom de purpura hémorrhagique.

Ce sera le but du présent travail. Nous ne pensons pas, toutefois, qu'il soit possible d'entreprendre cette étude pathogénique au point de vue de l'anatomie et de la physiologie pathologiques. Les documents réunis sur ce point sont peu nombreux, souvent contraditoires, en tous cas, manifestement insuffisants.

Il ne pourra donc s'agir que de rechercher si certains faits classés sous le nom commun de purpura hémorrhagique, ne peuvent pas être attribués à des processus morbides suffisamment définis au point de vue clinique. Entreprendre la classification rétrospective de l'ensemble des observations publiées serait une tâche énorme, ingrate, à laquelle nos forces ne suffiraient pas, et nous n'avons nullement la prétention de faire des purpuras hémorrhagiques une étude complète. Nous voulons seulement montrer que certains de ces purpuras forment cliniquement des groupes suffisamment définis et la description schématique que nous en donnerons aura seulement pour but de déterminer la compréhension de ces groupes et de justifier la classification que nous proposons.

Il ressort du tableau qui précède notre étude que nous

concevons le purpura hémorrhagique non comme une maladie distincte, mais comme une manifestation symptomatique dont la nature et la cause peuvent êtrebien différentes dans les différents cas.

Nous nous occuperons seulement ici de la maladie de Werlhof proprement dite, du scorbut sporadique, du purpura rhumatoïde, du pupura d'origine nerveuse et des purpuras infectieux.

Les notions actuellement acquises sur les maladies infectieuses, l'aspect clinique des cas dont il s'agit nous paraissent légitimer l'étude séparée de cette dernière classe de purpuras.

Nous avons laissé de côté les autres purpuras hémorrhagiques parce que les documents que nous avons recueillis ne nous ont pas permis de nous faire sur eux une opinion suffisante. Les conditions cliniques de leur apparition sont mal déterminées, et, l'on ne peut guere aller au-delà d'une notion vague, la notion de l'existence du purpura dans les anémies, les cachexies, les affections cardio-vasculaires, par exemple. De nouvelles recherches sont indispensables, d'autant mieux qu'il s'agira surtout de déterminer quelles sont les raisons d'anatomie et de physiologie pathologiques qui expliquent la production des hémorrhagies dans ces conditions diverses.

Du reste, nous nous sommes bien moins proposé de faire une étude des maladies qui présentent du purpura que de rechercher à quel groupe morbide peuvent être rapportées certaines affections dans lesquelles le purpura hémorrhagique est une manifestation prépondérante.

S'il nous fallait publier les observations que fournit la bibliographie plusieurs volumes n'y suffiraient pas. Nous nous contenterons donc de donner, à l'appui de notre façon de voir, l'indication analytique d'observations caractéristiques. Nous ne pensons pas leur avoir enlevé leur signification réelle. Du reste, un résumé peut toujours paraître suspect et la critique sérieuse ne peut se faire qu'en remontant aux sources : ce sera chose facile pour les documents que nous avons employés.

Nous nous proposons, en somme, d'exposer l'opinion à laquelle nous sommes parvenus tant par l'enseignement de nos maîtres, que par l'étude des faits que nous avons vus nous-mêmes, et de ceux dont nous avons trouvé la relation dans les ouvrages didactiques et les recueils périodiques.

L'idée première de cette revue d'ensemble nous a été donnée par l'étude rétrospective de notre excellent maître M. le professeur Lasègue sur la maladie de Werlhof. Nous lui devons les fondements de notre instruction médicale, et ce serait pure ingratitude que ne pas lui vouer la reconnaissance la plus sincère pour la bienveillance dont il nous a toujours honoré, et les excellents conseils qu'il n'a cessé de nous donner.

M. le Dr Lailler a mis à notre disposition sa vaste expérience : il nous a communiqué près de cent observations inédites. Il nous a traité toujours avec une bienveillance toute paternelle ; qu'il soit assuré de notre profonde reconnaissance.

M. E. Besnier a mis avec libéralité à notre disposition des observations, des documents bibliographiques et des malades de son service : nous l'en remercions vivement.

Nous remercions également M. Landouzy qui nous a guidé de ses conseils.

Nous remercions notre collègue et ami Thibierge de

l'empressement qu'il a mis à nous communiquer des observations et à nous montrer des malades.

Nous somme heureux enfin qu'un usage traditionnel nous permette d'adresser ici en tête de ce travail inaugural, l'expression de notre reconnaissance et de notre dévouement à nos maîtres dans les hôpitaux. MM. les Drs Hérard, Simonet, Cusco, Bouilly, Proust et Hanot.

Que M. le professeur Brouardel veuille bien recevoir nos remercîments pour l'honneur qu'il nous a fait en acceptant la présidence de cette thèse.

PATHOGÉNIE CLINIQUE DES PURPURAS HÉMORRHAGIQUES.

1° Purpuras de cause générale.
2° Purpuras de cause locale.

1° Purpuras de cause générale.

Hémophilie, diathèse congénitale, héréditaire.

Maladie de Werlhof.

Scorbut : (*a*) scorbut épidémique (*b*) scorbut sporadique. Rhumatisme (ou plutôt arthritisme).

Cachexies, dyscrasies, anémies. — Tuberculose, syphilis, rhumatisme articulaire chronique. Anémies pernicieuses ; anémie splénique ; cachexie paludéenne. — Sénilité.

Mal de Bright.

Affections nerveuses : Peur, émotions, nervosisme.

Infections : typhus, fièvres éruptives, peste, pyémie. impaludisme, vaccine, blennorrhagie, ictère grave (fréquemment chez les nouveau nés), fièvre jaune, — etc.

Infections innominées.

Intoxications : copahu, cubèbe, belladone, phosphore, arsenic, mercure? iodure de potassium, chloral, acide salicylique? alcool, poisons animaux.

2° Purpuras de cause locale.

Affections des voies circulatoires ; maladies organiques

du cœur ; artérite, athérome, (purpura sénile?) embolies, thromboses, varices, phlébite, phlegmatia alba dolens, leucocythémie (thrombose causée par les globules blancs).

Affections nerveuses locales ou localisées, affections limitées des centres nerveux, des nerfs : sciatique, zona etc.

Inflammations et éruptions diverses devenant accidentellement hémorrhagiques : érythème polymorphe, pemphigus etc.

Description des éléments du purpura.

Avant d'entreprendre l'histoire clinique des formes du purpura que nous nous proposons de passer en revue, il importe de donner du purpura lui-même, considéré en tant que manifestation cutanée, une description d'ensemble ; c'est faire au point de vue dermatologique la séméiologie générale du purpura.

(*a*) La forme *pétéchiale* est de beaucoup la plus fréquente. Les pétéchies sont constituées par de petites taches lenticulaires de couleur rouge sombre, brunâtre, qui ne disparaissent pas sous la pression du doigt.

Leur diamètre varie de celui d'une tête d'épingle à celui d'une pièce de 20 centimes.

Elles ne font le plus souvent aucune espèce de saillie à la peau. Dans leur évolution elles subissent les variations de teinte que les ecchymoses spontanées ou autres présentent avec une évidence plus marquée en vertu même de leur étendue plus grande.

L'hémorrhagie pétéchiale se trouve souvent limitée au

niveau des bulbes pileux : il se fait alors une petite tache rouge brunâtre, légèrement soulevée, parfois saillante, acnéiforme, du milieu de laquelle émerge un poil. Ce poil peut être dévié de sa direction normale et modifié dans sa forme. Plus tard il se soulève à son point d'implantation un petit disque épidermique à centre épaissi à bords amincis et blanchâtres.

Cette pétéchie pilo-sébacée, cette petite hémorrhagie des bulbes pileux se voit fréquemment dans le scorbut. On l'a même considérée comme caractéristique de cette affection. Il n'en est rien, nous l'avons rencontrée dans les observations les plus diverses. MM. Lailler, Besnier, Hillairet (cité par Laget) ne lui attribuent du reste à ce point de vue aucune valeur diagnostique spéciale.

(*b*) Parfois les hémorrhagies sont beaucoup plus étendues, elles prennent l'aspect de véritables *ecchymoses* spontanées. Elles sont plus ou moins larges, arrondies ou allongées, à bords réguliers, linéaires, déchiquetés. Elles ne font pas de saillie à la peau. Toutefois si l'hémorrhagie est abondante, si le sang s'est accumulé dans les mailles de l'hypoderme, il peut se faire de véritables bosses sanguines. Ce n'est là qu'un accident de l'ecchymose spontanée.

Lorsque ces ecchymoses sont allongées, et comme vergetées, on leur a donné le nom spécial de *vibices*. On a pu décrire ainsi le purpura vibicea, (Veil, D. Klinik, p. 15-22 1855).

Dans leur évolution les pétéchies subissent de remarquables changements de teinte : d'un rouge carminé tout d'abord, elles deviennent ponceau, puis brunâtres ; plus tard enfin verdâtres, à leur bord, et enfin jaunâtres.

Ce sont là les dégradations que présente l'ecchymose

traumatique, c'est la conséquence directe de la résorption des éléments sanguins épanchés dans les tissus.

Les bulles hémorrhagiques peuvent se montrer dans les mêmes conditions que l'ecchymose cutanée. Que le derme soit rompu et l'épiderme soulevé par l'hémorrhagie, il se fera ainsi des bulles plus ou moins volumineuses.

Elles peuvent prendre un développement considérable. Le musée de Saint-Louis en possède de très beaux spécimens. Dans l'un la saillie bulleuse présente le volume du poing ; dans un autre, il existe, à la partie inférieure de la jambe une sorte de collier bulleux qui surmonte le cou de pied. Il ne semble pas du reste que l'apparition des bulles hémorrhagiques ait au point de vue diagnostique de signification précise.

Des bulles de pemphigus peuvent devenir hémorrhagiques, ce qui est un autre ordre de faits.

(c) Les pétéchies, parfois, font à la peau une saillie notable, elles peuvent succéder à de véritables papules. Dans un premier temps il se fait des soulèvements comparables à ceux de l'urticaire, rapidement ils deviennent hémorrhagiques, et s'affaissent ; au bout de quelques heures, si l'on n'a pas assisté à leur apparition, on trouve des taches purpuriques sans relief, vulgaires.

Il s'est élevé à ce propos une intéressante question de doctrine.

Willan avait admis un purpura urticans ; il en faisait une forme particulière du purpura. Bazin le considérait au contraire comme une variété dérivée de l'urticaire ; ce serait de l'urticaire devenue hémorrhagique. Hébra enfin, rapportait le purpura urticans au purpura simplex dont il ne serait qu'une simple variété. C'est l'opinion défendue par Laget dans sa thèse. (Purpura simplex à formes exanthématique, Paris 1875).

C'est une question jugée pour la grande majorité des cas, et la forme papuleuse, qui se produit facilement chez les rhumatisants à peau fine ; ne paraît être qu'un accident de l'éruption, que le résultat de l'exagération d'un stade normal, la paralysie et la dilatation des vaisseaux.

Toutefois l'urticaire purpurique existerait réellement ainsi qu'il semble résulter de la description de Bazin. « La base des papules est entourée d'une auréole très vive et quelquefois violacée, et à leur centre, qui est rosé ou blanchâtre, comme dans l'urticaire, s'observe le plus souvent une tache noirâtre constituée par une hémorrhagie capillaire qui se fait dans la peau. »

« Chaque papule ortiée a relativement une longue durée; elle ne s'efface complètement qu'au bout de 2 à 3 septénaires, de là le nom *d'urticaria perstans*, donné souvent à l'affection.... toutefois, la papule s'affaisse rapidement pour ne laisser à sa place que les tâches ecchymotiques périphériques et centrales. »

Ce serait là de l'urticaire vraie compliquée d'hémorrhagie ; mais il existerait aussi des papules ortiées de purpura et Laget leur assigne les caractères différentiels suivants : « Pas d'ecchymose centrale, tant que la plaque est élevée, pas d'ecchymose périphérique, lorsque la plaque est affaissée ; l'ecchymose se produit seulement lorsque la plaque s'affaisse, et, signe essentiel, la papule et la tache purpurique se correspondent exactement. » Bazin déjà avait établi cette distinction entre le purpura urticans et la forme hémorrhagique de l'urticaire (Laget).

C'est avec raison certainement que Laget attribue au purpura qu'il décrit la qualification de pseudo-exanthématique. Il y a en effet, dans son aspect et son évolution quelque chose d'actif, d'éruptif qu'il importe de mettre en relief. La saillie à la peau ne suffit pas pour caractériser un élément semblable, il faut prendre d'autres points de repère dans l'évolution et les phénomènes locaux ou généraux concomitants.

Rohlf (Memorabilien, 1875) admet que la saillie cutanée peut-être due à la localisation de l'hémorrhagie : il y a soulèvement, si l'infiltration se fait dans les mailles du derme, absence de soulèvement si l'hémorrhagie se produit dans les espaces hypodermiques. Il y a sans doute du vrai dans cette remarque, et cela explique que certaines taches purpuriques demeurent saillantes pendant un temps très prolongé. Il se fait des nodosités permanentes, différentes de celles du scorbut grave, différentes aussi de celles de l'*urticaria perstans*.

Le fait saillant, caractéristique, celui que nous voulons retenir, c'est que, dans un cas, la congestion domine ; quand elle disparaît, la tache purpurique persiste seule ; dans l'autre, l'infiltration dermique amène un soulèvement en quelque sorte mécanique qui peut persister pendant un espace de temps quelquefois très prolongé.

(*d*), Dans une autre série de faits qui touchent de près à ceux que nous venons de signaler, il se peut rencontrer à la peau, surtout au voisinage des jointures, des cous de pieds, des genoux, des poignets et des coudes, des saillies érythémateuses puis purpuriques, qui présentent avec l'érythème papuleux et l'érythème noueux de nombreux points de contact. Ces éruptions, du reste, s'accompagnent le plus souvent de manifestations articulaires et parfois de poussées œdémateuses qui en marquent bien la nature.

Nous aurons à y revenir plus longuement à propos du purpura rhumatismal.

Nous ne pouvons mieux faire que de reproduire ici une description due à M. Barth, que nous empruntons à l'une des observations communiquées par M. Lallier.

« Sur toute l'étendue des membres inférieurs, depuis les pieds jusqu'aux aines, sur les avant-bras et la partie inférieure des bras, se voient des taches rouges, la plupart arrondies, dont la dimension varie de 1 millimètre à 1 centimètre de diamètre, et qui sont dispersées sans aucun ordre apparent sur toute la surface cutanée. De ces taches, les unes, d'un rouge vif, sont saillantes, papuleuses, forment une nodosité qui paraît occuper toute l'épaisseur de la peau, d'autres moins récentes sont noirâtres ou d'un violet foncé, moins saillantes mais moins indurées, d'autres enfin qui paraissent les plus anciennes, sont jaunâtres et pâles, et ne forment plus aucun relief; la peau à leur niveau est souple, d'une élasticité normale. Toutes les taches, les plus volumineuses comme les plus petites sont manifestement hémorrhagiques. »

La dégradation progressive des teintes du rouge au jaune en passant par le violet, indique la date d'apparition successive de ces papules congestives et purpuriques. Souvent, dès le principe, elles présentent une coloration carminée très intense. Elles s'effacent en partie, en laissant seulement une teinte chamois dans les endroits ou porte la pression du doigt. Plus tard, au bout de quelques heures, d'une journée entière, elles sont manifestement purpuriques.

Souvent on constate à leur niveau une induration qui déborde de tous côtés la plaque érythémateuse et purpurique.

Elles peuvent présenter des dimensions relativement considérables, et mesurer jusqu'à 5, 6 et même 10 centimètres de diamètre dans les différents sens. On peut voir une plaque de ce genre au musée de Saint-Louis. Sur cette pièce, recueillie dans le service de M. Vidal, on trouve au voisinage de la plaque érythémato-purpurique, de nombreuses petites pétéchies semblables à celles du purpura simplex. Cette coexistence fait bien voir la parenté qui existe entre l'érythème noueux et la péliose rhumatismale.

L'aspect purpurique de l'érythème noueux est très nettement indiqué par Trousseau dans ses cliniques, et dans un mémoire de la Revue de médecine, de 1858. MM. Frédéric Duriau et Maximin Legrand ont soutenu, sans doute avec raison, l'identité de la péliose rhumatismale et de l'érythème noueux.

Les hémorrhagies cutanées s'accompagnent fréquemment de manifestations indépendantes de l'hémorrhagie elle-même. Quelques-unes de ces manifestations font partie de la maladie, de la détermination morbide d'où dérive le purpura : ainsi l'œdème, les douleurs articulaires, etc. Ce n'est pas le lieu d'y insister ici.

D'autres peuvent être une véritable complication du purpura : elles doivent donc prendre place dans la description générale de l'élément hémorrhagique.

Il peut se produire de la lymphangite autour des pétéchies ; le sang épanché semble jouer alors le rôle d'un corps étranger. Nous avons observé cette année un cas de ce genre chez M. Lallier, nous en avons trouvé un autre dans les observations qu'il nous a confiées. Autour du purpura, il se fait une rougeur inflammatoire plus ou moins soulevée, plus ou moins intense ; il y a de l'œdème, des douleurs spontanées et, à la pression, des traînées lymphangitiques, l'engorgement des ganglions correspondants indiquent nettement la nature de cette complication.

Dans quelques conditions, et en particulier dans le scorbut, les plaques purpuriques sont fréquemment indurées. La peau à leur niveau présente une résistance ligneuse. On trouve profondément de semblables indurations.

Parfois le segment du membre tout entier, la jambe le plus souvent, est induré dans toute son étendue. Il se fait là, en apparence, quelque chose de semblable à ce que l'on voit dans la phlegmasia alba dolens. Du reste, dans un cas de scorbut du siège de Paris, M. Brouardel a trouvé une oblitération des petites ramifications veineuses. Il ne faut pas oublier, d'autre part, que le purpura peut compliquer la phlegmatia alba dolens..

Ces indurations au niveau des plaques purpuriques et dans leur voisinage se rencontrent aussi en dehors du scorbut; nous en avons trouvé dans la littérature un assez grand nombre de cas.

Dans le scorbut encore, l'ulcération des plaques purpuriques est fréquente : il en résulte parfois des pertes de substance considérables. Cette complication n'est pas spéciale au scorbut; elle est signalée dans un bon nombre d'observations qui ne semblent pas s'y rapporter.

Nous n'insisterons pas sur les troubles fonctionnels qui peuvent dépendre de la localisation ou de l'étendue des hémorrhagies cutanées. Elles peuvent manquer totalement, dans les cas ou il existe des hémorrhagies profondes, dans les cas où le sang épanché s'étend au delà de l'hypoderme, il peut y avoir sur les parties voisines, les articulations, en particulier, un retentissement plus ou moins marqué, de là des douleurs articulaires ou périarticulaires qu'il ne faudrait pas attribuer à une arthrite primitive, rhumatismale.

En résumé : les hémorrhagies spontanées qui se font à la peau peuvent se présenter sous la forme de pétéchies, d'ecchymoses, de bulles et de bosses sanguines.

Les hémorrhagies des bulbes pileux se rencontrent dans des circonstances diverses. Elles n'ont aucun caractère pathognomonique.

Il peut s'allier à l'élément purpurique un élément congestif ou œdémateux plus ou moins marqué, surtout chez les rhumatisants.

Dans la forme dite urticans, la papule s'efface rapidement et la pétéchie ou l'ecchymose persiste seule. Les faits de cet ordre rentrent le plus souvent dans ce qu'on désigne communément sous le nom de purpura simplex, ce qui n'implique, du reste, nullement que les hémorrhagies internes ne puissent pas apparaître et compléter, par conséquent, l'ensemble symptomatique décrit sous le nom de purpura hémorrhagique.

Dans l'érythème noueux, il existe toujours un élément hémorrhagique qui peut être plus ou moins prononcé : il peut s'accompagner de purpura simple et il se montre dans les mêmes conditions, sous la même influence rhumatismale ou arthritique que la péliose de Schönlein, les exanthèmes rhumatismaux, les nodosités et les poussées œdémateuses.

De nombreuses formes de passage se rencontrent entre le purpura proprement dit et les exanthèmes rhumatismaux. Il faut plutôt en chercher la description dans les travaux où sont décrits les manifestations cutanées du rhumatisme que dans une monographie du purpura (voir la thèse de M. Ferrand et l'article Rhumatisme du Dictionnaire de Dechambre).

Les pétéchies sont un élément commun que l'on peut rencontrer dans les formes actives tout aussi bien que dans les formes passives du purpura. Il doit être établi, en effet, au point de vue de la pathologie générale et de la symptomatologie dermatologique du purpura, une distinction entre les ecchymoses qui résultent d'emblée d'une effusion hémorrhagique et les congestions purpuriques, qui présentent un élément érythémateux et œdémateux des plus manifestes.

A ce point de vue, la distinction en purpura sthénique et asthénique mérite d'être conservée.

L'induration des plaques purpuriques, l'œdème dur des segments de membre qui en sont le siège, ne se rencontrent pas exclusivement dans le scorbut.

Il peut se développer une véritable lymphangite au pourtour des hémorrhagies purpuriques.

Les plaques purpuriques peuvent s'ulcérer, comme cela se voit dans le scorbut, sans que cette ulcération ait rien de caractéristique au point de vue du diagnostic. Il peut résulter de cette ulcération des pertes de substance considérables.

La durée des éléments purpuriques est très variable. Il est toujours nécessaire que le sang épanché soit résorbé, ce qui demande toujours un certain nombre de jours. Le temps nécessaire est d'autant plus considérable que l'effusion sanguine a été elle-même plus étendue.

Un caractère commun aux éléments purpuriques, quelle que soit leur provenance, est de se produire par poussées successives; le plus souvent donc, on se trouvera en présence de pétéchies ou d'ecchymoses de date différente, et, en conséquence, d'aspect et de coloration variables suivant qu'elles appartiennent à l'une ou à l'autre génération.

I. Maladie de Werlhof.

II. Scorbut sporadique.

Sous le nom de purpura hémorrhagique ont été compris pêle-mêle des purpuras de tout ordre ; cependant, on a surtout désigné par cette dénomination des cas de diathèse hémorrhagique aiguë survenue sans cause appréciable, non congénitale, non héréditaire et des cas de purpura à marche lente qui paraissent devoir être considérés comme des exemples de scorbut sporadique. Il est impossible en tout cas, dans les conditions actuelles de la science de les distinguer du scorbut.

Les premiers de ces faits sont ceux dont Werlhof a, pour la première fois, donné une description exacte. Le nom de *morbus maculosus hæmorrhagicus Werlhofii* est à juste titre mérité, car cette description est complète et désigne nettement une affection distincte, irréductible.

Dans ce chapitre, nous décrirons donc la maladie de Werlhof et le purpura à forme scorbutique qu'il est impossible de distinguer du scorbut sporadique.

I. Maladie de Werlhof.—Nous ne pouvons mieux faire que d'emprunter à M. Lasègue la description qu'il donne du morbus maculosus. (Arch. gén. de méd. 1877, t. 1. p. 595).

« Le type morbide établi par Werlhof peut se résumer

ainsi, en n'énonçant que les données caractéristiques ; pas de fièvre, pas de malaise prodromique de quelque valeur, pas de maladie concomitante portant nom. L'affection débute par une hémorrhagie plus ou moins intense, rarement énorme, le plus souvent gingivale, quelquefois par une épistaxis, jamais par une hémoptysie, une hématémèse ou toute autre hémorrhagie splanchnique.

Dès le lendemain, le surlendemain au plus tard, éruption pétéchiale plus ou moins confluente, occupant les membres inférieurs d'abord, pouvant s'étendre jusqu'au tronc et aux membres supérieurs, ne siégeant jamais à la face. Ces macules sont ponctuées, indolores et ne blanchissent pas sous la pression du doigt.

Un jour plus tard, apparition de taches plus larges, de sugillations, de plaques ecchymotiques, d'étendue variable. occupant les membres inférieurs, se retrouvant parfois sur la membrane muqueuse de la bouche. Les hémorrhagies ou les suintements sanguins continuent avec une abondance variable, et, suivant qu'ils sont plus ou moins copieux, rejet de matière noirâtre par les selles ou les vomissements, faiblesse, léger mouvement fébrile, diminution de l'appétit ; tout au plus courbature sans douleur vraie des membres.

Amélioration à marche rapide dès qu'elle se déclare ; guérison du huitième au quinzième jour, pas de convalescence, pas de conséquences fâcheuses. »

Cette bénignité relative avec des manifestations plus effrayantes que dangereuses, cette évolution rapide vers une convalescence facile, se retrouvent en effet dans des cas semblables à ceux qu'ont rapportés Werlhof et ses élèves. Ces cas, il faut le dire, sont relativement très rares.

Le morbus maculosus peut toutefois devenir mortel. On en trouvera plus loin quelques exemples. Nous attirons particulièrement l'attention sur l'observation de M. Bucquoy et celle de M. Lancereaux. Toutes deux sont fort intéressantes : l'observation de M. Bucquoy en ce qu'elle peut servir d'intermédiaire entre la maladie de Werlhof et le scorbut sporadique ; l'observation de M. Lancereaux en ce qu'elle montre l'influence des commotions nerveuses et fait voir comment un purpura hémorrhagique à début brusque peut ensuite évoluer chroniquement.

Dans les formes graves de la maladie de Verlhof, les hémorrhagies sont plus abondantes, plus fréquentes : on observe des pétéchies, des ecchymoses, des épistaxis, des hématémèses, des hémorrhagies intestinales, des hématuries. Les hémoptysies et les hémorrhagies du parenchyme pulmonaire sont très rares. Les ecchymoses peuvent être fort étendues, les pétéchies nombreuses ; les gencives donnent lieu à un abondant écoulement ; elles sont moins souvent fongueuses et bourgeonnantes que dans le scorbut confirmé. C'est par le bord libre des gencives que se fait le plus souvent l'hémorrhagie gingivale. Fréquemment aussi, comme l'a montré Wichmann, il se produit sur les différents points de la muqueuse buccale, ou pharyngée, sur les bords de la langue, des bulles sanguines qui se rompent bientôt et laissent une surface excoriée, noirâtre, qui peut devenir le point de départ d'une copieuse hémorrhagie.

Les viscères ne sont pas à l'abri de ces extravasations sanguines, et, comme de juste, il en résulte des phénomènes variés suivant l'importance et le rôle de l'organe atteint ; des convulsions, du délire, des paralysies, des contractures peuvent survenir quand il s'agit de l'encéphale ;

de l'amblyopie, de l'amaurose, quand il s'agit de la rétine; des coliques, des douleurs intestinales après une entérorrhagie.

Des épanchements abondants dans une jointure ou dans son voisinage, pourront donner lieu à des phénomènes qu'on n'attribuera pas au purpura rhumatismal,

Ce qui caractérise donc cliniquement la maladie de Werlhof, c'est le plus souvent la rapidité du début, l'insuffisance des causes, l'absence de fièvre, primitivement tout au moins.

Aucune lésion connue ne peut rendre compte de ce complexus hémorrhagique; la brusquerie fréquente du début porte à penser que le système nerveux n'y est pas étranger.

Nous avons rangé dans les faits de morbus maculosus une observation de M. Bourreif qui mériterait peut-être d'en être détachée. Nous l'avons laissée à cette place, parce que les lésions constatées à l'autopsie, ne nous semblent nullement caractéristiques. Il y a tant de gens qui ont de petits noyaux tuberculeux aux sommets des poumons, des ganglions bronchiques et même des capsules surrénales caséifiées, sans phénomène de purpura hémorrhagique!

Il ne faudrait pas prendre dans un sens trop absolu l'absence antécédente de tout état pathologique. Le purpura hémorrhagique peut très bien se rencontrer chez des gens affaiblis, cachexiés, et évoluer chez eux avec des conséquences plus ou moins graves. D'autres fois, après un début brusque, imprévu, la maladie évolue lentement, par poussées successives, à la façon du purpura scorbutique. L'observation de M. Lancereaux est un bel exemple de cette possibilité clinique, qui nous permet de passer sans transition bien sensible des cas aigus aux cas chroniques, de la maladie de Werlhof, au purpura hémorrhagique à forme scorbutique.

II. A l'exemple de Sander (D. Klinik. 8 u. 9, 1862), nous considérons le purpura hémorrhagique à évolution lente comme une forme spéciale de la maladie de Werlhof qu'il est impossible de distinguer du scorbut sporadique.

L'existence de cette forme chronique de la maladie de Werlhof, de ce purpura hémorrhagique à forme scorbutique est directement démontrée par de nombreuses observations. Nous en rapporterons plusieurs à titre de pièces justificatives.

Bien des auteurs ont fait le rapprochement entre le scorbut sporadique et la maladie de Werlhof, beaucoup ont affirmé leur parenté, sinon leur identité, et nous pouvons invoquer ici l'autorité de Grisolle, de Cazenave, de M. Jaccoud et de M. Lasègue.

Cependant, nous avons décrit séparément le morbus hæmorrhagicus : c'est qu'il nous paraît nécessaire, au point de vue clinique, qui est surtout celui auquel nous nous plaçons ici, d'admettre parallèlement une forme aiguë et une forme chronique de ce morbus hæmorrhagicus.

Nous nous trouvons ainsi aborder de front une question très controversée : la tâche que nous entreprenons est facilitée par le travail de M. Lasègue, auquel nous avons emprunté l'idée première de cette thèse.

Les auteurs se sont appuyés sur des raisons d'étiologie, de symptomatologie et d'évolution, pour séparer le scorbut du purpura hémorrhagique.

Les arguments empruntés à l'étiologie sont surtout d'orde chimique : c'est à l'insuffisance des aliments végétaux et des sels qu'ils renferment, la potasse en particulier, que le développement de cette maladie a été surtout rapporté. On a invoqué encore d'autres causes, telles que la dépression morale, le séjour dans un air confiné, la privation d'eau fraîche et suffisamment aérée, l'humidité, la fatigue, le froid.

Au point de vue de la symptomatologie, on a fait ressortir la gravité des accidents scorbutiques et l'on a admis des symptômes pathognomoniques.

Les relations des anciens auteurs ont en effet quelque chose d'effrayant, quelque chose qui dépasse ce que nous pouvons actuellement observer, grâce aux précautions hygiéniques meilleures et au bien être plus général.

Le scorbut sévissait dans toute sa gravité sur les marins enfermés pendant de longs mois de traversée, dans des navires étroits, humides, malsains, réduits à boire de l'eau saumâtre, à se nourrir d'aliments salés, indigestes. L'ennui, la fatigue, achevaient ce qu'avait commencé une hygiène détestable. Aussi avait-on établi une distinction entre le scorbut de mer et le scorbut de terre.

Les descriptions de Lind, de Larrey, de Lalluyeaux d'Ormay et d'un grand nombre d'autres médecins qui ont suivi des expéditions de terre ou de mer, nous tracent du scorbut le tableau le plus sombre.

Dès le début, de la fatigue, de la dépression ; rien ne peut plus intéresser ni inquiéter le malade. Il est indifférent « aux mouvements du camp, à l'approche de l'ennemi. » (Larrey).

Bientôt des pétéchies apparaissent aux membres inférieurs : elles procèdent par poussées successives. Les gencives deviennent rouges, fongueuses, saignantes. Des épistaxis surviennent. De véritables ecchymoses succèdent aux pétéchies. Les jambes sont œdématiées. Au niveau des plaques ecchymotiques on constate une induration très grande, pour ainsi dire ligneuse.

Les douleurs intenses se produisent. L'inquiétude et la dépression s'accroissent. Les pétéchies et les ecchymoses apparaissent sur les membres supérieurs puis sur le tronc.

Les fongosités des gencives sont de plus en plus volumineuses; elles donnent lieu à des hémorrhagies répétées, considérables. L'haleine est fétide ; les dents se déchaussent et s'ébranlent. Les alvéoles se dénudent.

Des hémorrhagies internes se font par les diverses voies ; hématémèse, mélæna, épistaxis, métrorrhagie, plus rarement hématurie, très rarement hémoptysie.

L'oppression est extrême; le pouls petit, rapide, sans force.

Les plaques ecchymotiques ligneuses des jambes s'ulcèrent. On sent profondément que de semblables hémorrhagies se sont produites. Dans la bouche c'est une véritable gangrène des gencives et parfois une véritable nécrose du maxillaire dénudé.

Le malade succombe à l'anémie, à la dépression générale, lentement, par épuisement ou subitement par syncope. Il succombe encore parfois par le fait de quelque complication viscérale : hémorrhagie cérébrale, péricardite ou pleurésie hémorrhagique, etc.

Si le scorbut s'arrête en route, il se fait à la suite des ulcérations des jambes, des inflammations profondes des rétractions scléreuses suivies de déformations permanentes.

Pour ces cas extrêmes, le doute n'est pas permis ; cette symptomatologie, cette évolution sont caractéristiques ; c'est du scorbut.

Le jugement est plus difficile quand il s'agit de faits

peu nombreux, isolés, sporadiques. Le scorbut peut alors se borner à des manifestations trés limitées, qui passeraient inaperçues, si des faits semblables, plus accusés, simultanés, ne venaient montrer la nature des manifestations purpuriques.

C'est qu'en effet il n'y a aucun phénomène pathognomonique qui sépare le scorbut de mer ou des armées en campagne de ces faits moins nombreux, moins caractéristiques que l'on rencontre facilement dans les prisons, et plus rarement chez les malades ordinaires.

Pendant la guerre, M. Hayem n'a constaté les lésions des gencives que 17 fois sur 26; sur 80 malades qu'ils ont particulièrement étudiés, MM. Lasègue et Legroux ne les ont rencontrées que dans les 4/5 des cas.

L'hémorrhagie des bulbes pileux n'est pas plus caractéristique, et l'ulcération des plaques ecchymotiques se rencontre très bien dans des cas de purpura rhumatismal, par exemple (Hayem, Oulmont).

Enfin, le scorbut peut se manifester seulement par des symptômes très légers, qui persistent pendant plusieurs semaines, sans prendre de gravité. Il se trouve une série progressive des faits simples de purpura simplex jusqu'aux cas les plus intenses de scorbut confirmé. Le professeur Cipriani a rapporté des faits de ce genre (Lasègue).

Pendant l'épidémie du siège de Paris, M. Lasègue a soumis tous les détenus des prisons de la Seine à une enquête sévère. Tous ont été examinés nus. Beaucoup ont présenté des pétéchies des membres inférieurs qui ne sont pas allés plus avant dans l'évolution du scorbut. D'autres ont eu de la gingivite, des épistaxis, sans être atteints très gravement ; d'autres ont été sérieusement atteints et ont présenté des manifestations qui rappellent entièrement celles qu'on a relevées dans les épidémies des vaisseaux et des armées.

M. Bucquoy. M. Millard ont fait part à la Société médicale des hôpitaux (mars 1871) d'observations de scorbut grave. Le doute n'était pas permis; il s'agissait bien et dûment du scorbut. MM. Hayem et Leven ont écrit chacun une intéressante relation des faits analogues qu'ils ont observés. (Gaz. méd. 1872.)

En 1876, des cas absolument semblables à ceux du siège se sont rencontrés en assez grand nombre en dehors des prisons (Lasègue) Les phénomènes étaient les mêmes. La conclusion s'imposait; il existe des cas de scorbut sporadique qui peuvent se manifester par un ensemble symptomatique qui va du purpura anodin au purpura hémorrhagique menaçant.

On trouve en abondance dans la littérature médicale des faits qui peuvent être rattachés sans hésitation au purpura hémorrhagique chronique, ou, ce qui nous paraît identique au scorbut sporadique. Nous en citerons un certain nombre.

Il est possible parfois de trouver dans les circonstances extérieures, quelque cause morbide; la fatigue, les privations, le séjour dans un endroit humide et froid, une alimentation défectueuse. Par fois, au contraire, aucune de ces causes ne se rencontre. Tantôt les malades étaient auparavant déjà plus ou moins atteints dans leur santé; tantôt ils étaient ou se croyaient bien portants et le développement du purpura est chez eux une véritable surprise.

On est ainsi amené à invoquer une sorte de misère physiologique indépendante des conditions sociales, développée en dépit des milieux hygiéniques en apparence les plus satisfaisants. Tant de gens du reste sont soumis à des conditions déplorables d'hygiène et jouissent d'une santé très bonne qu'il faut bien tenir grand compte de la disposition morbide spontanée des milieux organiques.

Il est bon de noter, à ce propos, que les récidives du purpura hémorrhagique sont assez fréquentes ce qui rappelle par quelques côtés ce qui se voit dans l'hémophilie. Il existerait en quelque sorte des états acquis d'hémophilie qui procèdent par poussées.

Le début du purpura hémorrhagique à forme scorbutique est quelquefois brusque, tout au mois rapide. Il apparaît des pétéchies, surtout aux membres inférieurs, très rarement au visage. Il se fait un peu de gonflement œdémateux aux malléoles. Il y a du malaise, de l'innappétence, de l'anorexie. La fièvre, ordinairement légère ne se montre guère que plus tard. Des épistaxis surviennent. Des ecchymoses succèdent aux pétéchies. Des bulles sanguines apparaissent dans la bouche, sur la langue, les joues. Les gencives peuvent devenir fongueuses, ou au contraire rester lisses et dures. Quelquefois du sang s'échappe en abondance de la sertissure des dents. Quelquefois encore une bulle développée sur la gencive laisse après elle une ulcération peu profonde, pultacée, bleuâtre par laquelle il peut se produire d'abondantes hémorrhagies.

Il y a des melæna et même des hémorrhagies intestinales mortelles (Hérard).

Tous ces phénomènes procèdent par poussées successives, avec des rémissions plus ou moins longues, plus ou moins complètes. Les pétéchies. les ecchymoses sont ainsi variables d'aspect, les unes décolorées déjà, les autres récentes et franchement hémorrhagiques. Les bulbes pileux peuvent être intéressés dans ces hémorrhagies cutanées, tantôt en petit nombre et pour ainsi dire accidentellement, tantôt en nombre prépondérant. Quoi qu'il en soit leur présence n'a point de signification diagnostique. Les pétéchies pilo-sébacées peuvent se rencontrer dans des circonstances très diverses. (Hillairet, cité par Laget, Lailler, Besnier. Communic. orale.)

Quelquefois les hémorrhagies viscérales viennent ajouter à la maladie leur gravité spéciale. Les hémorrhagies de l'encéphale et de ses enveloppes ne sont pas très rares; les hémorrhagies du poumon et des voies respiratoires sont, par contre, une véritable exception.

La fièvre peut s'allumer et présenter une intensité assez grande; elle paraît toujours secondaire, contrairement à ce qui se passe dans les purpuras infectieux et dans certains cas de purpura rhumathoïde.

Il suffit d'être prévenu de la possibilité de réaction arthritique consécutive aux hémorrhagies pour éviter toute confusion avec le purpura rhumathoïde.

La durée de la maladie est plus ou moins longue. Elle peut varier de trois semaines à plusieurs mois.

La succession des phénomènes ne présente rien de bien déterminé; les diverses hémorrhagies procèdent irrégulièrement, par poussées successives. On ne trouve pas là, entre les divers symptômes, la curieuse alternative que l'on a signalée pour le purpura rhumatoïde.

La guérison peut avoir lieu ou la mort survenir. Elle peut résulter de l'affaiblissement général, progressif, ou bien être la conséquence immédiate du siège spécial ou de l'abondance particulière des hémorrhagies.

III. — Purpura rhumatoïde.

En 1829 Schönlein signalait sous le nom de péliose rhumatismale (pelliosis rheumatica), une affection caractérisée par des douleurs rhumatoïdes, un peu de malaise, un léger état gastrique et une poussée de pétéchies habituellement limitée aux cous-de-pieds, aux genoux, rarement étendue aux coudes et aux épaules. On en trouvera la description dans le Bulletin médical de Férussac, dans une lettre de H. Fuchs. (T. XVIII p, 274).

Il donnait cette maladie comme rare, plus fréquente en hiver et au printemps. Elle atteindrait surtout les hommes et serait d'un pronostic bénin.

Wunderlich contesta l'importance des douleurs articulaires qui ne seraient pour lui qu'un épiphénomène du purpura.

J. Duriau et Maximin Legrand dans un mémoire de la Revue médicale de 1858, nous semblent avoir donné la note juste en rapprochant la péliose rhumatismale de l'érythème noueux. Le purpura rhumatoïde et l'érythème noueux se montrent dans les mêmes circonstances, chez des individus de constitution analogue, et quelquefois, les deux manifestations se rencontrent chez le même malade. Cette concomitance prend la valeur d'une parfaite démonstration.

Le purpura pseudo-éxanthématique n'est pas rare dans les mêmes conditions (Laget).

C'est chez des gens à peau fine et délicate qui présentent les attributs du rhumatisme ou mieux de l'arthritisme que se font ces poussées purpuriques.

Comme l'élément purpurique peut présenter un aspect très différent dans les différents cas, comme les douleurs arthropathiques peuvent être plus ou moins prononcées, que la fièvre peut être plus ou moins vive, qu'il peut se montrer en même temps des poussées œdémateuses et des manifestations gastro-intestinales, les combinaisons symptomatiques possibles sont assez variables, et l'on ne comprend bien la signification des cas extrêmes qu'en se représentant la série ascendante, de plus en plus complexe, des possibilités cliniques.

En suivant ces processus dans leur gradation successive on peut trouver des cas de péliose, de purpura rhumatoïde simple, de purpura rhumatoïde avec fièvre intense et arthropathies multiples, de purpura rhumatoïde avec manifestations gastro-intestinales.

Le *purpura rhumatoïde simple* (péliose de Schönbein) peut se produire sans aucun prodrome, parfois il est précédé par une sensation de picotement, de lourdeur, de tension dans les parties où il va se montrer. Il y a de la roideur dans les jointures. Il siège le plus souvent aux membres inférieurs, sur le bas des jambes, au pourtour des articulations tibio-tarsiennes, des genoux, à la face interne des cuisses dans leur moitié inférieure. L'éruption est souvent symétrique, surtout aux membres inférieurs. Aux membres supérieurs elle n'occupe souvent qu'un poignet ou qu'un seul coude. Elle est constituée par des pétéchies, plus rarement par de petites ecchymoses ou des papules éphémères.

Après apparition du purpura, les douleurs articulaires avec gonflement léger peuvent se montrer.

Quand ces douleurs sont peu marquées, il serait difficile d'attribuer au purpura ainsi limité une signification précise.

Dans le scorbut sporadique, les manifestations peuvent en effet se borner à une éruption de ce genre.

Souvent les douleurs articulaires présentent une intensité plus marquée. Elles siègent surtout aux cous-de-pieds, aux genoux, aux coudes, aux poignets. Elles sont plus fixes et plus prononcées aux membres inférieurs qu'aux membres supérieurs. On trouve un peu de gonflement au pourtour des jointures atteintes. Dans le genou, on constate facilement un certain degré d'épanchement. L'œdème peut prendre une importance plus grande, et survenir par poussée plus ou moins brusque. La peau est tendue, dépressible sous le doigt. Elle peut prendre une teinte rosée et devenir douloureuse à la pression. Parfois, elle est plus dure, plus résistante et présente un aspect presque phlegmoneux. Parfois encore elle devient le siège d'une teinte ecchymotique diffuse qui persiste à la pression digitale, ou bien ne s'efface qu'en partie, laissant une teinte chamois plus ou moins foncée.

Les mouvements des articulations provoquent la douleur ; cette douleur encore se retrouve par la palpation surtout au niveau des ligaments ; ainsi les ligaments latéraux interne et externe du cou-de-pied et du poignet ; le ligament rotulien, le tendon du triceps, les ligaments latéraux du genou.

La fièvre est assez légère ; elle atteint 38° à 38,5.

C'est dans des conditions identiques, avec des poussées œdèmateuses semblables que se produisent l'érythème noueux et l'érythème papuleux. Il en existe un bien remarquable exemple dans la thèse de M. Davaine sur l'œdème rhumatismal (1879) ; il s'est fait précisément à plusieurs reprises des poussées de purpura.

Quant l'érythème noueux apparaît il existe habituellement depuis quelques jours des douleurs articulaires, dans le genou, le cou-de-pied. Il se fait un peu de gonflement œdèmateux de la peau avec une légère teinte rosée. Des nodosités se montrent qui font une légère saillie rouge, rosée le premier jour, livide le second. Ces nodosités sont un peu aplaties, du volume d'une noix, d'une noisette. Au bout de quelques jours la nodosité disparaît ou se retrouve difficilement ; il ne reste plus qu'une tache ecchymotique qui indique par ses dimensions et sa situation le siège et l'étendue de la nodosité.

L'érythème papuleux est plus passager, moins profond, plus voisin du purpura pseudo-exanthématique de Laget, du purpura urticans. Assez fréquemment, d'autres phénomènes apparaissent qui caractérisent une forme particulière du purpura rhumatoïde : ce sont les gonflements œdèmateux rapides et variables et les manifestations viscérales et surtout gastro-intestinales.

En même temps que les poussées œdèmateuses, rhumatoïdes et purpuriques, parfois alternant avec elles d'une façon très régulière, surviennent des vomissements bilieux, des douleurs épigastriques, de la diarrhée. Henoch a le premer indiqué cette forme de purpura; M. Couty l'a décrite d'une façon plus complète; il a publié de nouveaux cas et nettement montré l'influence du système nerveux. M. Faisans en a fait l'objet principal de son étude sur le purpura myélopathique.

Quelquefois les phénomènes gastro-intestinaux ouvrent la scène. Une diarrhée survient et persiste pendant plusieurs jours. Des vomissements bilieux apparaissent brusquement, sans nausées, sans grand malaise, à peu près comme les vomissements chez les ataxiques. Il y a des coliques intenses ; l'épigastre est douloureux à la pression.

Les douleurs rhumatoïdes, l'œdème et le purpura se montrent alors, de préférence aux membres inférieurs. D'autres fois, les accidents gastro-intestinaux n'apparaissent que lorsque les phénomènes de rhumatisme articulaire sub aigu et de purpura se sont montrés déjà. Pendant un temps plus ou moins long, quinze jours, un mois, deux mois, et plus, ces poussées alternatives, rapides dans leur apparition et leur évolution, se reproduisent. L'œdème, le purpura, le gonflement et les douleurs articulaires, les vomissements, les débâcles intestinales se succèdent. Habituellement il y a de la fièvre assez modérée, variant de 38° à 39° procédant par exacerbations à courbe assez atténuée.

Parfois des épistaxis se produisent et il se fait des hémorrhagies intestinales plus ou moins abondantes. Les selles diarrhéiques peuvent être simplement sanguinolentes, dysentériformes.

M. Couty a fait ressortir l'influence du système nerveux dans ces manifestations morbides ; l'existence des accès de gastralgie, les vomissements, les débâcles diarrhéiques, les poussées brusques d'œdème, tantôt vers un point, tantôt vers l'autre, la symétrie fréquente des lésions démontrent en effet nettement l'intervention du système nerveux.

M. Faisans a été plus loin : il met au premier rang l'action de la moelle et fait de ce purpura du purpura myélopathique. Nous aurons l'occasion de discuter plus longuement cette façon de voir quand nous nous occuperons des purpuras d'origine nerveuse.

Il nous semble certain qu'une cause générale domine toutes ces manifestations et cette cause c'est le rhumatisme ou plutôt l'arthritisme. La chose nous paraît démontrée par la constitution habituelle des malades soumis à ces accidents, par la nature de leurs antécédents personnels ou héréditaires. L'épuisement nerveux, le surmenage peuvent peut-être par eux-mêmes produire le même résultat. Sur les arthritiques leur influence au point de vue de la pathogénie du purpura est incontestable. Les observations que nous ont si obligeamment communiquées, MM. Lailler et Besnier, les faits qui abondent dans la littérature médicale nous ont donné à cet égard une entière conviction. Que le système nerveux intervienne, cela n'est pas douteux, mais il y a quelque chose qui domine son intervention : c'est le rhumatisme, l'arthritisme plutôt.

Quelquefois la cause occasionnelle, échappe à l'observation. Souvent c'est le froid, l'humidité. souvent aussi, la fatigue, le surmenage. Il semble que l'action médullaire, nerveuse qui dirige et localise les poussées périphériques, congestives, œdémateuses, arthropathiques, purpuriques, soient provoquées par l'intervention de la fatigue et du froid, ou encore d'une émotion morale.

Peut être est-ce à cette influence de la fatigue qu'il faut attribuer la fréquence des poussées rhumatoïdes et purpuriques aux membres inférieurs, leur survenue après une longue marche, une station debout prolongée, une nuit de danse ; leur apparition chez les ouvriers qui se servent de tours mus par une pédale, chez les individus déprimés par le travail, la boisson, la débauche.

M. Lasègue désigne volontiers sous le nom de rhumatisme des sergents de ville, des manifestations qui se présentent souvent chez eux dans des circonstances presque toujours les mêmes. Après un service de nuit prolongé, en hiver, par des temps froids et humides, après les longues stations debout et les promenades forcées par les temps de gelée et de neige, ils sont pris de douleurs dans les articulations des pieds et des genoux. Les membres supérieurs se prennent plus rarement. A l'examen, on trouve seulement un peu d'œdème superficiel, un peu d'épanchement intra-articulaire, de douleur au niveau des ligaments et des tendons qui dépendent de la jointure. Ces circonstances sont précisément celles dans lesquelles se montrent les poussées purpuriques, œdémateuses, gastro-intestinales.

Sans doute la déclivité vers les membres inférieurs, les pressions longtemps prolongées ont une influence particulière, mais l'apparition rapide de l'œdème, des coliques, des crises de gastralgie, de diarrhée, de vomissements, qui peuvent se rencontrer, démontrent bien l'intervention de la moelle dans les cas complexes. Cette influence sans être nettement démontrée, se devine dans les cas les plus simples.

L'influence de la fatigue, du surmenage ressortait pleinement des observations de M. Lailler. Cette influence était notée dans près de la moitié des cas. M. Besnier l'a parfaitement reconnue et il lui attribue une grande importance. M. Lailler attache une non moins grande importance aux chagrins, aux émotions, en un mot à toutes les causes de secousse ou de dépression morale.

Deux ou trois fois la syncope était notée au début du purpura rhumatoïde ; il n'est peut-être pas exagéré de la considérer comme une manifestation nerveuse.

Dans une observation intéressante de notre collègue et ami J. Comby (Progrès médical 1880) la mort est survenue par invagination intestinale chez un malade atteint d'érythème noueux, de purpura, de poussées œdémateuse et de crises gastro-intestinales. Faut-il y voir l'influence du système nerveux ? Il n'y aurait là rien d'excessif.

La tendance aux hémorrhagies peut devenir très marquée dans le purpura rhumatoïde ; on a noté surtout des entérorrhagies. Il peut y avoir de la stomatorrhagie et les gencives deviennent parfois fongueuses.

Que la fièvre acquière une intensité un peu plus grande, que les phénomènes articulaires se généralisent et présentent une certaine intensité, et l'on pourrait conclure à tort à l'existence d'un rhumatisme articulaire aigu à forme hémorrhagique.

Sans doute le rhumatisme peut, indirectement, après avoir atteint le cœur ou les viscères, provoquer l'éclosion du purpura hémorrhagique ; la chose paraît certaine; mais l'existence du rhumatisme articulaire aigu, primitivement hémorrhagique, est loin d'être démontrée.

M. Ferrand disait dans sa thèse (1862) : « Il y a certainement une forme exanthématique fébrile du purpura de nature rhumatismale. » Est-ce du rhumatisme franc qu'il s'agit ?

Dans son article Rhumatisme du dictionnaire de Dechambre, M. Besnier s'exprime ainsi : « Le purpura coïncide si fréquemment avec des cas légers, que l'arthrorhumatisme vrai y est souvent contestable et que l'observation intitulée : Rhumatisme avec purpura, gagnerait souvent à être appelée : purpura avec rhumatisme. Lisez la plupart des relations les plus récentes et les plus complètes, et vous verrez combien les faits alors observés diffèrent en réalité du rhumatisme articulaire aigu, combien les localisations articulaires y sont frustes, erratiques, contestables, et très ordinairement secondaires. » Et plus loin : « Ainsi que nous l'avons déjà dit, le rhumatisme articulaire aigu n'est pas une affection dont l'hémorrhagie fasse partie intégrante et qui compte au nombre de ses formes proprement dites une espèce véritable qu'on puisse décrire sous le nom de rhumatisme articulaire aigu hémorrhagique. »

Ces réflexions paraîtront justes si l'on parcourt les observations que nous rapportons plus loin. On verra combien elles différent par leur symptomatologie et leur évolution du rhumatisme articulaire aigu franc. Il n'est guère possible de les ranger dans la même classe de faits, et surtout de les faire rentrer, avec les hémorrhagies en plus, dans le rhumatisme articulaire aigu.

Nous n'y voyons, pour notre part, que les cas extrêmes de ce purpura rhumatoïde, névropathique toujours, arthritique le plus souvent, dont la manifestation symptomatique la plus simple paraît être le purpura simplex, la péliose de Schönlein, l'érythème noueux de Bouillaud. La valeur de ces faits, leur signification exacte, leur place légitime dans la nosologie générale, ne seront bien comprises que si l'on compare dans leur complication progressive les formes de plus en plus complexes que nous avons signalées dans le présent chapitre. En remontant la série que nous avons étudiée, il serait sans doute plus facile de rapprocher les observations de rhumatisme hémorrhagique que nous donnons plus loin, tout exagéré que cela puisse paraître au premier abord, de la péliose de Schönlein que du rhumatisme articulaire aigu.

Qu'on parcoure ces observations, toujours on y trouvera quelque chose qui déborde le rhumatisme articulaire aigu. C'est tantôt la durée, trop courte ou trop longue, tantôt l'existence de quelque complication inusitée dans le rhumatisme franc : la formation d'eschares par exemple; tantôt l'intensité extrême de l'œdème.

En 1864, dans un travail des Archives de médecine,

M. C. Paul, relatait, sous le nom de rhumatisme articulaire hémorrhagique, deux faits dissemblables. Dans l'un il s'agissait d'un hémophilique, dans l'autre d'une petite fille de 7 ans, prise de rhumatisme dans la convalescence d'une rougeole. L'existence antécédente de cette maladie, l'albuminurie assez abondante, doivent faire naître des doutes et l'on peut se demander s'il s'agissait bien d'un rhumatisme aigu franc, polyarticulaire.

Nous rencontrons ici, en effet, le pseudo-rhumatisme infectieux. Il faut bien avouer qu'il sera souvent très difficile de distinguer la forme fébrile du purpura rhumatoïde névropathique de la forme pseudo-rhumatismale des infections hémorrhagiques. Nous y reviendrons plus tard.

IV. Purpuras d'origine nerveuse.

Le système nerveux joue certainement dans la pathogénie de certains purpuras un rôle considérable. Cela n'a rien d'étonnant si l'on songe que, par l'intermédiaire des vaso-moteurs, les nerfs règlent et modèrent la circulation dans les divers départements vasculaires, que les centres nerveux jouissent par rapport aux autres tissus d'un véritable pouvoir trophique. Il est très vraisemblable que les capillaires n'échappent pas à cette influence. Il est donc à penser que leur turgescence anormale, dans des conditions imparfaites de résistance, peut produire des extravasations sanguines.

Dans les conditions actuelles de la science, il est impossible d'aller au delà de cette affirmation très générale.

Tant de points nous échappent encore !

Lorsqu'on invoque une action nerveuse, on tend facilement à chercher le centre cérébro-spinal qu'on en peut rendre responsable, et l'on ne s'estime heureux que quand on l'a plus ou moins nettement désigné. Peut-être cependant, chez certains individus tout au moins, faut-il admettre une disposition locale marquée aux phénomènes neuro-paralytiques. Ainsi, les rhumatisants, ou mieux les arthritiques, à peau blanche et fine, ont facilement de ces phénomènes dont le mécanisme est sans doute voisin de celui de certains œdèmes actifs, de l'urticaire en particulier. Une pression un peu prolongée détermine chez eux l'apparition d'une sorte de nodosité qui persiste pendant plusieurs heures. Chez quelques-uns, après le passage de l'ongle ou d'un corps mousse sur la peau, on constate non plus les phénomènes successifs de raie blanche et de raie rouge, mais une saillie rosée, qui constitue en quelque sorte une papule très allongée. Chez eux l'ecchymose se produit facilement. Nous avons ainsi, par l'expérience la plus simple, une série continue qui va de l'anémie vaso-constrictive (raie blanche) à l'ecchymose, en passant par la papule séreuse d'origine vaso-paralytique. Ne sait-on pas que cette série se retrouve dans la pathologie, et ne trouve-t-on pas chez les arthritiques tous les intermédiaires entre l'œdème congestif, l'urticaire, les érythèmes et les ecchymoses ?

Les réactions si différentes que produisent à la peau les diverses intoxications, l'aspect si variable du purpura, dans ces conditions, n'est-il pas de nature à faire invoquer quelque chose de semblable ?

Le copahu donnera lieu à des papules rouges, livides, facilement hémorrhagiques ; l'iodure de potassium à de petites pétéchies sans relief. N'est-on pas autorisé à voir dans ces différences le résultat d'actions qui impressionnent différemment le système vaso-moteur?

L'intervention du système nerveux central est de beaucoup la mieux connue. Les arguments qui peuvent être invoqués pour la démontrer sont d'ordre expérimental ou clinique.

Nous nous contenterons de rappeler les expériences de MM. Brown-Séquard et Vulpian, sur les hémorrhagies consécutives aux traumatismes des centres nerveux. Ces expériences ont été vérifiées par l'observation clinique qui a montré, dans nombre de cas, des hémorrhagies consécutives aux lésions spontanées des centres nerveux. Cette relation a été bien établie par MM. Ollivier, Charcot, Bronwn-Séquard, Barèty. Dans une thèse récente (1882), M. Langlois rapporte de nouvelles observations dues à M. Raymond.

Pour le purpura hémorrhagique, les preuves commencent à abonder; elles ont été réunies dans l'intéressante thèse de M. Faisans. (Des hémorrhagies cutanées, liées à des affections du système nerveux, et en particulier du purpura myélopathique 1882.)

Les hémorrhagies névropathiques (Lancereaux) peuvent résulter de causes qui portent sur l'ensemble du système nerveux, ou, au contraire, sur une partie de ce système, en raison d'une localisation anatomo-pathologique. Les premières sont en conséquence généralisées, elles rentrent dans les purpuras hémorrhahiques ; les autres sont limitées : elles appartiennent au purpura local. Bien que celles-ci ne rentrent pas directement dans notre sujet, nous devons cependant nous en occuper en raison des arguments qu'elles apportent à l'établissement des hémorrhagies névropathiques.

Ainsi, chez les ataxiques, M. Strauss a vu des poussées ecchymotiques se faire à la suite des crises de douleurs fulgurantes. Le purpura occupe alors à peu près exactement les régions qui ont été le siège de ces crises douloureuses. (Arch. de Neurologie, 1880-1881, p. 555.)

M. Rendu a vu, dans deux cas de purpura rhumatismal, l'éruption présenter une disposition nettement symétrique. Dans le voisinage et au niveau de certaines plaques, il existait des troubles marqués de la sensibilité. (Ann. de Dermatologie, 1873-1874, 1874-1875.)

Dans trois cas qu'il rapporte, M. Faisans a trouvé le purpura dans le cours d'une névralgie, et, là encore, dans des rapports manifestes de temps et de lieu avec l'apparition de cette névralgie. Il l'a rencontré dans la myélite transverse, dans la méningite tuberculeuse cérébro-spinale.

Bien souvent notre excellent maître, M. Lailler, nous a montré combien facilement le zona devient hémorrhagique ; la chose est presque constante. Enfin, dans sa thèse, M. Testut rapporte plusieurs cas de purpura de distribution symétrique. Le fait est fréquent ; nous avons pu, maintes fois, en juger par nous-même.

Tout cela est démonstratif.

Au chapitre du purpura rhumatoïde, nous avons fait l'histoire d'une forme particulière de purpura qui survient surtout chez les arthritiques sous l'influence d'une détermination nerveuse que les faits cliniques démontrent nettement. C'est ce purpura que M. Faisans qualifie de myélopathique. Il avait été déjà signalé par Henoch et M. Couty.

Crises gastro-intestinales qui se manifestent par des vomissements, de la diarrhée, de l'épigastralgie, des coliques ; poussées œdémateuses; douleurs rhumatoïdes ; poussées purpuriques alternant avec les autres phénomènes ; tels sont les éléments principaux de cette forme de purpura. La fatigue, le surmenage, le froid nous paraissent jouer un rôle important dans l'étiologie occasionnelle de cet ensemble morbide. L'influence bien évidente du surmenage nous paraît un argument de valeur en faveur de la théorie du purpura d'origine névropatique.

Limité souvent aux membres inférieurs (peut-être parce que la fatigue y est habituellement plus grande), ce purpura peut se généraliser et présenter l'aspect d'un purpura hémorrhagique fébrile à manifestations arthropathiques, d'un faux rhumatisme hémorrhagique.

Nous nous en sommes occupé à propos de purpura rhumatoïde.

Il nous a semblé, en effet, que si la moelle et le système nerveux ganglionnaire exercent ue action manifeste, il existe quelque chose d'antérieur et de supérieur à leur intervention, et ce quelque chose paraît être, le plus souvent, le rhumatisme ou plutôt l'arthritisme, car le purpura ne se rencontre pas dans le rhumatisme articulaire aigu.

Les vaso-moteurs présentent chez les arthritiques une susceptibilité particulière, ce qui justifie la dénomination de diathèse congestive, employée par Sénac-Lagrange. La plupart des individus qui sont l'objet du purpura dit myélopathique sont manifestement rhumatisants, tant en vertu des antécédents personnels, que de leurs antécédents héréditaires.

Nous pensons donc qu'il faut retenir des travaux de Henoch, de MM. Couty et Faisans, la notion de l'intervention de la moelle et du système nerveux ganglionnaire, mais qu'il faut reconnaître une disposition constitutionnelle antérieure, une aptitude organique spéciale, qui nous paraît être l'arthritisme dans le plus grand nombre des cas.

Admettre primitivement l'origine médullaire du purpura rhumatoïde, ce serait admettre implicitement la nature myélopathique des manifestations subaiguës du rhumatisme; la tentative, sans être nouvelle, serait cependant prématurée. Ce serait tout aussi imprudent que de considérer le rhumatisme articulaire aigu, type morbide intransigeant, comme une maladie infectieuse, ainsi que l'a fait Maclagan.

La chose est si vraie, que dans l'observation principale de M. Faisans, il n'est pas bien certain qu'il ne s'agissait pas d'une infection innominée, d'un purpura zymotique : l'élévation de la température, l'état général du malade, l'apparition critique d'une parotidite suppurée, pourraient être invoqués dans ce sens.

Les déterminations localisées vers le système nerveux ne sont pas très rares dans l'évolution des affections zymotiques ; nous en donnerons pour preuve le lumbago et la paraplégie possible du début de la variole, les névralgies de la fièvre typhoïde. Dans la variole encore, l'éruption peut se systématiser et se faire avec une prédilection évidente sur le trajet de certains nerf. (Hebra. Virchow's Hdb. der spec. Pathologie, Bd. III, p. 162 et Knecht in Arch. f. Dermat. u. Syphilis, p. 119, 1872).

Ce que fait un principe infectieux, l'arthritisme peut le faire par anémie ou par congestion sans doute. Le froid, la fatigue, d'autres impressions encore mal déterminées, peuvent provoquer cette congestion et cette anémie.

Nous ne croyons donc pas qu'on doive décrire isolément un purpura myélopathique en tant qu'espèce pathologique distincte. Il faut remonter plus loin et chercher dans un principe plus général la cause de l'apparition du purpura.

Ces réserves faites, il n'est que juste de reconnaître la valeur très réelle du travail de M. Faisans. C'est à son titre que nous nous en prenons beaucoup plutôt qu'au fond très judicieux de son argumentation.

Il est un autre ordre de faits dans lesquels l'intervention du système nerveux est de toute évidence; nous voulons parler des hémorrhagies qui surviennent à la suite d'une émotion morale vive. M. Parrot en a rassemblé des exemples nombreux et très démonstratifs, dans son étude instructive sur la sueur de sang et les hémorrhagie névropathiques. (Gaz. hebdom., 1859, p. 745.)

Ces hémorrhagies, comme le fait voir M. Parrot, se montrent après des crises hystériques, des attaques de nerfs, des secousses morales, avec tout un cortège de manifestations névropathiques qu'il est impossible de méconnaître.

L'observation de M. Lancereaux, dont nous donnerons plus loin le résumé, est un exemple de cette influence hémorrhagique. Un jeune artiste, employé au musée de Fontainebleau, manque de renverser par mégarde et de briser un objet d'art précieux. Il éprouve une vive émotion. Le soir, il est pris de purpura hémorrhagique.

L'hystérie, surtout, prédispose à des accidents de cet ordre, et les stigmatisées en sont de curieux exemples.

V. Les purpuras infectieux.

Le purpura hémorrhagique se rencontre fréquemment dans les états infectieux.

Il peut se développer dans deux conditions principales : le poison peut agir sur l'ensemble de l'économie, ou bien porter de préférence son action sur un organe. Dans le premier cas, la nature infectieuse de la maladie ne fera pas de doute ; il se traduira par un état particulier de fièvre et de dépression ; par un état typhoïde peu méconnaissable. Dans le second, l'aspect sera modifié par la prédominance de l'intervention symptomatique de tel ou tel organe. C'est ainsi qu'il se fera de l'ictère grave, de l'endocardite ulcéreuse, etc.

Les hémorrhagies seront facilement abondantes, ecchymotiques, et présenteront à la généralisation une tendance marquée. Ces cas, avec la fièvre en plus, rappellent certaines intoxications : l'empoisonnement par l'arsenic, et le phosphore surtout.

Les purpuras hémorrhagiques se rencontrent fréquemment dans des intoxications zymotiques bien définies cliniquement, telles que les fièvres éruptives, les typhus, la peste, etc. Dans certains cas, il font partie intégrante de la maladie, comme dans le typhus exanthématique, le typhus cérébro-spinal, la fièvre jaune. D'autres fois, ils se montrent épisodiquement chez certains individus, dans certaines épidémies. Les fièvres éruptives, la variole en première ligne, en sont des exemples connus.

Les hémorrhagies peuvent se montrer seulement à titre

de complication, alors que la nature de l'infection a été bien déterminée par ses prodromes, la marche de son invasion, la forme de son éruption. Elle peuvent aussi apparaître en première ligne et rendre le diagnostic très difficile, sinon impossible. Les faits de cet ordre étaient fréquents dans la variole, avant la découverte de la vaccine. Les anciens auteurs, Morton, Sydenham, nous en ont rapporté la redoutable histoire. La scarlatine, bénigne souvent, peut être dans certaines épidémies hyperthoxique, hémorrhagique et très meurtrière.

La fréquence et les ravages des poques noires étaient telles que l'existence du purpura contagiosa de Willan a été fortement contestée : on le rapportait à la variole,

On trouve, en effet, en assez grande nombre dans les recueils médicaux, des observations dans lesquelles la contagion variolique est d'une démonstration aisée. C'est ainsi que des gens atteints de purpura fébrile infectieux avaient cohabité avec des varioleux, ou, au contraire, que des individus sains ont été pris de variole, après un séjour plus ou moins prolongé dans le voisinage d'un individu atteint de purpura hémorrhagique fébrile.

Les observations prises en temps d'épidémie dans un milieux varioleux sont donc justement supectes, et les purpuras hémorrhagiques primitivement fébriles, dépendent alors le plus souvent de sa contagion. Il est possible parfois de faire directement le diagnostic, et l'existence d'un rash hémorrhagique précédant le purpura, siégeant versle pli inguino-crural, est considérée comme un signe de la plus haute valeur.

S'agit-il toujours de maladies éruptives, de typhus frustes dans les purpuras hémorrhagiques primitivement fébriles ? Nous ne le pensons pas, et la lecture de bon nombre d'observations est bien faite pour amener à penser que le purpura hémorrhagique infectieux, indépendant de toute contagion qui porte nom, se rencontre certainement.

C'est lui qu'ont signalé Rayer sous le nom de purpura fébrilis et Alibert à propos des pétéchies.

Ce purpura hémorrhagique se produit dans des conditions telles, avec un tel cortège de symptômes fébriles, typhoïdes, que son origine infectieuse ne peut guère être mise en doute, bien que la nature exacte de cette origine ne puisse être précisée. Il s'agit là d'infections innominées, d'empoisonnement zymotiques dont la nature nous échappe. C'est ainsi que se montrent certaines formes d'ictère grave, de pneumonies, de pleurésies, d'intoxications puerpréales. (Hervieux, Soc. méd. des hôpitaux, 1869.

Peut-être les recherches de laboratoire, les cultures, les études microscopiques, permettront-elles un jour de fixer l'essence des éléments de contagion, de les rapporter à tel ou tel principe connu. Actuellement il faut se contenter de cette notion vague, mais significative : il s'agit là de véritables infections.

Dans l'etat présent de nos connaissances, il serait téméraire de tenter une description complète des formes du purpura hémorrhagique infectieux. Leur histoire comparée ne se era bien que lorsque des faits assez nombreux auront été recueillis, lorsqu'on se sera suffisamment préoccupé d'établir la marche de la fièvre et des divers symptômes.

Il nous semble cependant qu'on peut dès maintenant faire ressortir la prédominance de certains phénomènes et ébaucher la description de quelques types principaux. Nul doute que ces types ne doivent être remaniés un jour et complétés.

Parfois la marche est *rapide*; elle rappelle le début des fièvres et des typhus hémorrhagiques, d'autres fois elle est plus insidieuse, des symptômes en apparence insignifiants d'*embarras gastrique* y tiennent la première place; dans d'autres cas enfin, les manifestations articulaires, les poussées arthritiques précèdent ou accompagnent les hémorrhagies : il existe une forme *pseudo-rhumatismale* des purpuras infectieux.

De même que le purpura rhumatoïde peut présenter une forme papuleuse, pseudo-exanthématique ainsi le purpura infectieux peut se présenter sous l'aspect d'une exanthème hémorrhagique fébrile. N'est-il pas tout indiqué de le rapprocher des éruptions bâtardes, scarlatiniformes, morbilliformes, bien connu de la pyémie, de la dipththérie, des états puerpéraux.

Nous nous contenterons de la mention rapide de cette forme à laquelle semblent se rapporter les faits de Graves, de Rilliet et Barthez, d'Ollivier d'Angers, de M. Barthez et l'observation si curieuse de Bedo Wenzel dont on trouvera plus loin le résumé.

Nous reculons devant sa description parce que nous craignons de nous heurter à des difficultés insurmontables pour nous qui manquons de la compétence nécessaire. C'est ainsi que certains faits, ceux de Lordat entre autres (cité par Latour t. II, p. 170), ont été attribués au typhus des prisons décrit par Pringle. Il est vrai que l'objection ne nous embarrasserait pas outre mesure, puisque nous voulons seulement insister sur la nature infectieuse de certains purpuras hémorrhagiques, actuellement non classés.

Dans la *forme rapide*, les prodrômes sont souvent analogues à ceux des typhus et des fièvres éruptives. Au début, il survient du malaise, de l'inappétence, de la courbature, de la céphalalgie, des frissons plus ou moins répétés, plus ou moins intenses. Le malade éprouve une sensation profonde de brisement et d'anéantissement. Il y a des douleurs lombaires, de la pesanteur dans les membres.

La dépression augmente ; il y a de la diarrhée, parfois des vomissements. La fièvre est intense, la langue saburrale. Il y a des épistaxis. La tendance aux hémorrhagies se traduit souvent dès le début par des poussées de pétéchies, par l'apparition de véritables ecchymoses.

L'infection hémorrhagique se constitue ainsi, plus ou moins rapidement, en 24 heures ou en plusieurs jours.

L'état adynamique augmente. La soif est intense. Des hémorrhagies se font par les diverses voies : épistaxis, entérorrhagies, hématuries, etc. Des suffusions hémorrhagiques abondantes, larges, violacées, se montrent à la peau dans les différentes régions. Le pouls devient de plus en plus rapide, de plus en plus petit. La fièvre continue, sans subir d'abaissement au moment où se montre le purpura, contrairement à ce qui se voit dans les fièvres éruptives au moment de l'éruption (Hébra).

Dans les cas graves, la mort peut survenir en 24, 36, 48 heures.

Parfois les choses traînent en longueur. Les prodrômes sont plus bénins, la fièvre moins intense. Les hémorrhagies cutanées, quoique larges, ecchymotiques, sont plus espacées. Les hémorrhagies internes sont peu intenses. La fièvre est peu élevée ; elle ne dépasse pas 38 à 39°, elle tarde même à se montrer. Les gencives sont saignantes, rarement fongueuses. Au bout de quelques jours les pertes de sang deviennent plus fréquentes et plus menaçantes, les ecchymoses plus nombreuses et plus étendues. La fièvre s'élève ; elle dépasse 39° et atteint parfois 40°. L'aspect du malade est alors le même que dans les formes aiguës.

C'est à cette catégorie de faits que nous semblent appartenir les observations de Faisans et de Soyer dont nous donnons le résumé. Dans celle de Soyer, l'œdème présentait un développement assez considérable pour que son auteur ait proposé le nom d'œdème pourpré fébrile. Cette dénomination ne nous paraît pas indispensable.

Quelquefois, au début, des phénomènes légers d'embarras gastrique et de fièvre légère s'observent seuls. Par sa marche ultérieure, cette forme, parfois atténuée se rapproche du reste de la précédente.

A cette forme insidieuse, se rattache encore la forme pseudo-rhumatismale. A des prodromes fébriles plus ou moins accusés, plus ou moins prolongés, succèdent des douleurs et du gonflement des articulations. Ces poussées sont erratiques, peu intenses au début. Bientôt une ou plusieurs articulations présentent une tuméfaction et un endolorissement plus marqués, plus fixes. Elles sont rouges, œdémateuses. Des pétéchies, des ecchymoses apparaissent en même temps que les douleurs articulaires, que l'épanchement et la tuméfaction, ou seulement un ou deux jours plus tard. Il y a des épistaxis, des hémorrhagies internes. L'état général est mauvais, le malade abattu. Quand les hémorrhagies tardent à se montrer, l'aspect est à peu près celui du rhumatisme articulaire aigu ou subaigu avec une tendance évidente à l'état typhoïde.

C'est dans des conditions semblables que M. Landouzy a rencontré dans l'urine de l'albumine en abondance L'examen des urines ne doit donc jamais être négligé. On sait d'autre part quelle importance M. Bouchard attache à l'albuminurie non rétractile.

Ici donc se pose, avec toute sa difficulté, la question très intéressante du pseudo-rhumatisme, du faux rhumatisme articulaire aigu. Il nous est impossible de nous engager dans sa discussion. Nous nous contenterons de faire remarquer que l'apparition du purpura est bien faite pour mettre l'observateur en éveil. L'existence du rhumatisme articulaire aigu,franc, légitime, à forme hémorrhagique, est loin d'être démontrée, et il ne serait pas très téméraire de nier son existence, C'est du reste l'avis de notre maître le professeur Lasègue.

Il n'est pas hors de propos de rappeler que les manifestations pseudo-rhumatismales ne sont pas rares dans les états pyémiques et septicémiques; ainsi dans la fièvre puerpérale et dans la pyémie elle-même, le purpura hémorrhagique paraît précisément se montrer volontiers dans les conditions mêmes où se montrent les arthrites pseudo-rhumatismales. C'est ainsi que Sutton décrit un pseudo-rhumatisme pyémique (Médec. Times and Gaz., vol. II, p. 347. 1869) et que Wilks signale d'autre part le purpura hémorrhagique dans la pyémie. (Guy's Hospit. Rep. 3, Ser. VII. p. 119. 1861.)

Le schéma que nous avons tracé est bien incomplet sans doute; ce n'est qu'une ébauche imparfaite. Malgré cela, nous pensons avoir mis suffisamment en relief ce qui caractérise surtout la forme infectieuse des purpuras : l'état général du malade, l'aspect typhoïde, la température élevée, la tendance dans certains cas aux arthrites pseudo-rhumatismales, la tendances aux hémorrhagies abondantes, multiples, aux ecchymoses plutôt qu'aux pétéchies. Tout cela indique clairement un empoisonnement septique.

L'état de la rate n'est guère noté que dans les autopsies.

Presque toujours elle a été trouvée tuméfiée, réduite en bouillie. Cet état de turgescence se traduit évidemment en clinique par une augmentation sensible de sa matité.

Dans l'observation de M. Landouzy (1), il y avait de l'albuminurie, sans hématies dans l'urine. Cela n'est pas rare, même avant toute hématurie.

C'est encore là un phénomène septique, dont la recherche est indispensable, dont la signification est considérable. Récemment M. Balzer a trouvé des microbes dans l'urine. Il est vrai qu'on avait plusieurs fois pratiqué le cathétérisme (obs. de M. Barthélemy, Arch. gén. de méd., décembre 1882). L'examen microscopique de l'urine devra donc être fait dans les cas analogues : il donnera de précieux renseignements par la présence ou l'absence des microbes, des globules rouges et des tubes urinifères.

Une chose encore fait défaut qui pourrait être d'une utilité très grande dans l'établissement des types morbides : il importe d'établir des courbes thermiques comparables.

Ce qui précède peut servir, sans doute, à la démonstration de l'existence de formes infectieuses du purpura hémorrhagique.

Il n'est pas sans intérêt de montrer, par une sorte de réciprocité, le purpura survenant à titre d'exception significative dans des états morbides déjà rangés dans les infections ou que les tendances actuelles tendent à y classer.

C'est ainsi que nous avons rencontré des observations de purpura dans la blennorrhagie dans les traumatisme de l'urèthre, dans la cystite purulente, dans la vaccine, dans l'impaludisme.

Dans la blennorrhagie, nous en connaissons six cas.

(1) Il est fait ici allusion à une observation fort intéressante de pseudo-rhumatisme infectieux hémorrhagique, que M. Landouzy a bien voulu nous confier et qui sera prochainement publiée.

Deux d'entre eux appartiennent à M. Lailler ; trois sont rapportés par Finger (Wiener medic. Presse n° 48, 1880). Notre collègue M. Ricart a bien voulu nous faire part d'un cas qu'il a récemment observé. Il va sans dire que le purpura est survenu en dehors de tout traitement copahique, N'est-on pas autorisé à rapprocher ces faits des éruptions scarlatiniformes rapportées en semblables circonstances ? (Landouzy, Ballet). Ne sait-on pas du reste, que l'on tend actuellement à rapporter à une véritable pyémie certains accidents de la chaude pisse, l'arthrite, par exemple.

Chose remarquable, le purpura hémorrhagique peut survenir à la suite de traumatismes de l'urèthre. (Sorel. S. Wilks). Wilks encore l'a signalé à la suite d'une cystite calculeuse, en même temps que la pyémie.

Le purpura se rencontre dans la puerpéralité. La vaccine paraît pouvoir en provoquer l'apparition.

Il peut se trouver chez les paludéens, tantôt comme manifestation cachectique, tantôt comme phénomène actif, pour ainsi dire, au moment des accès.

Enfin une observation de Rayer paraît devoir être rapportée à la diphthérie.

Tout cela ne plaide-t-il pas en faveur du purpura infectieux, et réciproquement le purpura ne peut-il pas être invoqué comme une preuve de la nature infectieuse de quelques-unes de ces maladies dont l'essence est incertaine encore, de la blennorrhagie par exemple ?

Recemment, M. le Dr Blum a bien voulu nous entretenir d'un cas de purpura hémorrhagique survenu chez un vieillard atteint d'hypertrophie de la prostate à la suite d'un cathétérisme. La fièvre a complètement manqué contrairement à ce qui s'est vu dans le cas de M. Sorel. Faudrait-il ici songer à quelque trouble nerveux, plus qu'à des manifestations frustes, anormales de fièvre uréthrale ?

OBSERVATIONS

I. Maladie de Werlhof. — II. Scorbut sporadique.

Observation I. — Werlhof. Excerpta e commercio norico. (Opera Gottlieb. Werlhofii. Edit. Wichmann. Hanovre, 1775.)

Morbus maculosus hæmorrhagicus.

« Puella adulta, robusta, sine causa procatartica manifesta, incidebat « nuper, versus mensium tempus, in subitam narium hæmorrhagiam « ingentem, elabente sanguine limpido, sed fœtido, una cum vomitu « cruento sanguinis spissi nigerrimi. Accedebant statim circa collum et « in brachiis, maculæ partim nigræ, partim violaceæ aut purpureæ, « quales in malignis variolis sæpe visuntur. Prostratio virium subita, et « nota mihi satis indoles morbi *hujus maculosi hæmorrhagici* singularis, « de quo quidem non nisi pauca apud scriptores medicos est tractatio, « venæ sectionem prohibebant. Dabam primo die remedia acida et « largiter nitrosa quæ quum nihil proficerunt, sed perdurante assidue « utraque hæmorrhagia per nares nempe et vomitum, deliquia et extre- « morum perfrigeratio, cum pulsu parvo et frequentissimo, effi- « cacius auxilium urgerent; aucto etiam macularum numero, et toto « utriusque oculi ambitu, et nasi dorso et cute circa os et mentum, li- « vido nigricante colore, velut a sugillatione perfusis, dedi in mistura « quovis bihorio corticis peruviam drachmam dimidiam, addito alternis « præbiis laudano liquido Sydenhami ad guttas quatuor. Substitit sen- « sim eo die narium sanguis, vomitus minutus est, et altero die cessavit; « deliquia nulla redierunt; maculæ indies, una cum livore faciei, primo « rubicundum magis, dein pallidum colorem induerunt, evanuerunt que, « die septimo; quo etiam pulsus jam naturalem motionis suæ modum « receperat, viribus ferme cum sanitate penitus restitutis, licet menses « justo tempore non advenerint, quod ab hæmorrhagiis haud insolens « est. »

Obs. II. — Observation publiée par Horst jeune dans le Journal de Hufeland.
In thèse de Gauthier Bellefonds, p. 10.

Jeune fille de 13 ans, pâle, maigre, élancée, non réglée. Malaise les jours précédents. Promenade à l'air froid. Léger frisson, un peu de céphalalgie. Le lendemain, éruption généralisée de pétéchies. Quelques points rouges sur les gencives. Bon appétit, pas de céphalalgie ni de lassitude. Pouls petit, concentré.

Le surlendemain, hémorrhagie très abondante, par la bouche et les narines, qui dure cinq heures. Pendant la nuit, convulsions et vomissement de sang.

Faiblesse très grande à la suite de ces pertes de sang. Etat syncopal.

Un peu de melæna le jour suivant. Les taches purpuriques pâlissent; l'état général s'améliore. Rétablissement complet au bout d'une dizaine de jours.

Obs. III. — Latour, t. II, p. 188.

Epistaxis abondante, sans cause connue chez un jeune homme. L'hémorrhagie dure pendant plusieurs jours. Eruption généralisée de taches purpériques. Pas de fièvre. Mort.

Obs. IV. — Bourreif. (Rec. de mémoires de méd. milit.,
3e série, XXXIV, p. 172, 1878).

Soldat de 22 ans, ayant fait jusque-là son service. Hématurie subite dans la matinée; éruption de taches purpuriques sur la poitrine et les membres. Dans la journée, nouvelles hématuries, nouvelles ecchymoses; hémoptysie abondante. — Mort dans la soirée.

A l'autopsie, on trouve des épanchements de sang disséminés; ramollissement tuberculeux des capsules surrénales.

Obs. V. — Thèse de Bucquoy, Paris, 1855.

Homme de 45 ans. Hygiène suffisante. Un mois avant l'entrée, hémorrhagie gingivale. Quinze jours avant, épistaxis, pétéchies. A l'entrée, ecchymoses nombreuses, de forme lenticulaire, réunies en groupes. Gencives pâles, saignantes, non fongueuses. Pas de fièvre; tendance aux syncopes. Au bout de trois jours, délire bruyant, céphalalgie. mort.

Autopsie. — Ecchymoses multiples, hémorrhagie de la protubérance, du cerveau, du cervelet.

Obs. VI. — Lancereaux. Traité d'anatomie pathologique, t. I, p. 562.

Jeune sculpteur de 23 ans, sans antécédents hémophiliques. Employé au Musée de Fontainebleau; il manque de renverser et de briser un meuble précieux. Il éprouve une très vive émotion. Le soir même, épistaxis intense, qui se renouvelle les jours suivants. Hémorrhagies buccales. Etat profond d'anémie.

Gencives un peu ramollies, boursouflées; taches ecchymotiques, nombreuses sur les membres ; pas de douleurs articulaires, bon appétit. Pas de leucocythémie.

Les épistaxis et les hémorrhagies buccales continuent.

Mort, au bout de quatre mois, dans un état profond d'anémie, après une épistaxis abondante.

Rien à l'autopsie n'explique ces accidents.

Obs. VII. — Observation personnelle, publiée par M. Lasègue dans son étude sur la maladie de Werlhof. Arch. gén. de méd., t. I, p. 600, 1877.

Marinier de 25 ans, jusque-là bien portant, détenu pendant cinq mois à Sainte-Pélagie. Douleurs dans les genoux, enflure des jambes au commencement de janvier. Quelques pétéchies sur les jambes. Augmentation des douleurs, de l'œdème, de la faiblesse. Epistaxis peu abondantes.

Plaques ecchymotiques des jambes dont l'œdème s'accroît encore.

Gonflement et hémorrhagies des gencives vers la fin de février. Appétit conservé. Affaiblissement très grand.

Au mois de mars, à son entrée à la Pitié, cachexie prononcée, bouffissure de la face. Œdème dur des jambes et des cuisses, ecchymoses : les unes récentes, les autres en voie de guérison; pétéchies, petites hémorrhagies des bulbes pileux.

Sous l'influence du régime alimentaire et du jus de citron, il se produit une amélioration marquée. La guérison a lieu en un mois. Les globules rouges montent de deux à cinq millions par millimètre cube de sang.

Obs. VIII. — Wegscheider. D. med. Wochenschrift, t. II, p. 17-18, 1877.

Homme de 33 ans, jusque-là bien portant, sans cause connue, saignement des gencives, léger d'abord, bientôt abondant. Au bout de quelques jours, éruption généralisée de pétéchies. Faiblesse, vertiges. Tache rouge, bleuâtre sur le voile du palais. Gencives désagrégées, saignant facilement. Haleine fétide. Souffles anémiques du cœur et des jugulaires. Pas de fièvre. Appétit conservé.

Mort par hémorrhagie cérébrale deux mois après le début des accidents.

Obs. IX. — Racle, in Annales des maladies de la peau et de la syphilis de Cazenave, t. I, p. 17, 1844.

Femme de 50 ans, hygiène convenable, pas de fatigue considérable. Poussées fréquentes d'ecchymoses, sans trouble de la santé générale, depuis l'âge de 44 ans.

Un peu d'embarras gastrique au mois d'août, éruption généralisée de taches purpuriques, quelques-unes très larges. Exhalation sanguine par les muqueuses ; gencives ramollies, donnant lieu à un suintement sanguin continuel. Dents vacillantes. Légère épistaxis. Quelques jours plus tard, hémorrhagie intestinale abondante.

En septembre, hémianestésie de la face à gauche, parésie des membres du même côté. A partir de cette époque, amélioration progresssive.

Obs. X. — Racle, Annales des maladies de la peau de Cazenave, t. II, p. 19, 1844.

Homme de 30 ans ; en avril, fatigue, malaise, épistaxis, puis éruption abondante de purpura urticans.

Au commencement de juin, hémorrhagies générales ; gencives molles, fongueuses, saignant facilement, très boursouflées. Ecchymoses sur la langue et la muqueuse buccale. Bulles sanguines, volumineuses, laissant après elles des ulcérations. Pas de fièvre.

Epistaxis abondantes, se renouvelant pendant plusieurs jours de suite. Faiblesse marquée, amaigrissement. Le malade sort complètement guéri le 20 août.

Il se fait rapidement une grave récidive, et le malade meurt vers le milieu de novembre dans un état profond d'anémie.

Hémorrhagie de la cavité arachnoïdienne.

PURPURA RHUMATOIDE.

Obs. XI. — Laget. Thèse de Paris, 1875.

Jeune homme de 15 ans, à cheveux roux, à peau fine, fils d'un père eczémateux et rhumatisant ; ayant eu lui-même, à plusieurs reprises, des poussées de rhumatisme articulaire.

Quinze jours avant l'entrée, un peu de fièvre, douleurs dans les jointures. Quatre jours avant, poussées successives de purpura sur les jambes, le dos, les bras et les avant-bras.

A l'entrée, pétéchies récentes sur les cuisses et les jambes ; papules ortiées au niveau des genoux, dans lesquels il existe un peu d'épanchement synovial. Groupement symétrique.

Le lendemain, les papules sont remplacées par des taches hémorrhagiques. Le soir, il se fait de nouveau au genou une nouvelle poussée d'abord papuleuse, puis ecchymotique. Guérison en trois semaines.

Obs. XII. — Bucquoy. Thèse de Paris, p. 65, 1855.

Homme de 25 ans. Le 2 mai, quelques frissons, lassitude dans les membres ; douleurs dans les jointures. Taches purpuriques sur les jambes ; gonflement des jambes et des coudes.

6 mai. Pas de fièvre, pas de chaleur à la peau, forces conservées ; pétéchies sur les membres inférieurs et le dos.

Le 8. A la suite d'une promenade, gonflement des mains. Pas de douleur à la pression. Pas de fièvre, pas de malaise.

Le 10. Gonflement de la moitié supérieure de l'avant-bras droit ; peau tendue, chaude, rouge.

Nouvelles poussées pétéchiales sur les cuisses.

Le 14. Petites ecchymoses sur les cuisses et les bras. Quelques-unes sont de forme annulaire.

Gencives douloureuses et saignantes.

Le 27. Gonflement des deux jambes. Eruption d'une grande quantité de taches purpuriques nouvelles.

Des accidents analogues se succèdent jusqu'au commencement de juillet.

Obs. XIII. — Léger. Thèse de Paris, 1867.

Homme de 20 ans. Pas de maladie antérieure. Frère atteint de rhumatisme articulaire aigu. Torticolis; quatre jours plus tard, taches de purpura sur les jambes ; douleurs et gonflement articulaire, taches ecchymotiques au niveau des genoux.

3 avril. Ecchymoses sur les cuisses; douleurs et gonflement de la main droite; grande ecchymose de la largeur de la main sur la cuisse droite. Quelques taches ecchymotiques sur la face.

Douleur, rougeur et gonflement léger des genoux et de la main droite. Épanchement dans le genou gauche. Gonflement œdémateux rosé de la main droite. Fièvre modérée. Etat général peu grave.

Le 4. Ecchymoses papuleuses des cuisses et des bras, du tronc et des fesses. Douleur et gonflement œdémateux rosé du cou-de-pied gauche. Ecchymose saillante du front.

Le 6. Œdème de toute la face à droite.

Le 8. Eruption papuleuse et purpurique sur la partie antérieure du tronc. Ecchymose du voile du palais ayant succédé à une papulé hémorrhagique.

Le 9. Gonflement œdémateux considérable avec rougeur et douleur à la pression sur la face dorsale des mains.

Des poussées analogues, purpuriques et œdémateuses, continuent à se faire jusqu'au 24 avril.

Obs. XIV. — Worms. Gaz. hebd., 1860.

Brigadier du train, pris de phénomènes semblables à ceux du rhumatisme articulaire aigu, dix jours après avoir couché sur la terre nue.

Au bout de trois jours, large tache ecchymotique sur l'épaule droite ; ecchymoses plus petites au bras gauche et au creux poplité droit.

Le septième jour, tuméfaction énorme et douloureuse du bras gauche, de la face interne des deux cuisses et de la jambe droite. Taches purpuriques sur l'abdomen et le thorax.

Le sixième jour, disparition du gonflement œdémateux.

Escharification des taches ecchymotiques de l'épaule et du bras.

Obs. XV. — Blachez. Gaz. hebd., p. 132, 1865.

Jeune homme de 18 ans, ayant eu à plusieurs reprises des douleurs rhumatismales.

24 mai. Taches ecchymotiques dans les membres inférieurs ; anémie prononcée. Douleurs dans les genoux.

Le 29. Il présente tous les signes d'un rhum atisme articulaire aigu au début. Gonflement et tension considérable du poignet gauche. Gonflement du cou-de-pied gauche.

Le 30. Gonflement douloureux des deux poignets, des articulations du tarse et de l'articulation tibio-tarsienne du pied gauche et de l'épaule gauche. Sueurs abondantes. Pouls, 96-100.

4 juin. Poussée de purpura aux jambes et aux cuisses ; taches confluentes au jarret. Disparition définitive des douleurs articulaires.

Obs. XVI. — Reginald Southey. Lancet, II, p. 6, 1877.

Jeune homme de 18 ans. Cinq jours avant son entrée, douleurs dans les jambes, les bras; nausées, anorexie, vomissements, épistaxis.

A l'entrée. T. 38°. Purpura sur la poitrine, l'abdomen et les jambes. Vomissements fréquents, douleurs articulaires, douleurs profondes au niveau de l'ombilic et de la région épigastrique. Poignets et cous-de-pieds enflés et rouges.

Les vomissements bilieux, la douleur épigastrique, les poussées œdémateuses arthritiques et purpuriques se renouvellent ainsi pendant trois semaines. La température oscile entre 38° et 38,5.

Le seizième jour de la maladie, il se fait une douleur vive à la région lombaire : l'auteur l'attribue à une embolie rénale. Les jours précédents on avait perçu un frottement péricardique assez net. A partir de ce moment, albumine en quantité dans l'urine.

Mort subite le vingt-neuvième jour; autopsie impossible.

Obs. XVII. — Vallin. Gaz. méd., p. 735. 1863.

Homme de 33 ans ; brigadier de carabiniers. Après une promenade à cheval par un temps très froid, frisson, fièvre, insomnie. Les jours suivants, douleurs dans les genoux, gonflement œdémateux considérable du poignet et de la main droite. Coliques, constipation, pouls à 98°. Gonflement considérable du genou droit, épanchement synovial abondant

Poussées de pétéchies aux jambes, puis aux membres supérieurs. Ces poussés se succèdent rapidement pendant plusieurs jours.

Au bout d'un mois, coliques violentes, suivies de selles sanglantes. L'entérorrhagie continue pendant deux jours.

Les pétéchies et les douleurs des jointures se succèdent; elles sont moins intenses. Au bout de deux mois il se fait encore un peu de mélæna.

Le malade est envoyé en convalescence le cinquième mois incomplètement guéri encore.

Résumé sommaire d'observations communiquées par M. Lailler.

1. — H. 23 ans. Courses nombreuses surmenage. Coliques, céphalalgie; mouvement fébrile léger, purpura des membres inférieurs des mains et des avant-bras.

2. — H. 19 ans. Fatigue, surmenage. Purpura disséminé et discret. Bulles sanguinolentes. Eschare à la jambe. Vomissements bilieux.

3. — H. 57 ans. Fatigue ; a porté de lourds fardeaux. Vomissements au début ; poussées œdémateuses quinze jours avant aux mains et aux pieds. Purpura rhumatoïde.

4. — H. 24 ans. Première poussée de purpura huit ans auparavant. Douleurs rhumathoïdes. Au bout d'une dizaine de jours, œdème, vomissements, diarrhée. T. 38° 38,5.

5. — H. 27 ans. Purpura simplex : maximum aux membres inférieurs. Douleurs rhumathoïdes. Plusieurs syncopes au début. Durée trois semaines.

6. — H. 60 ans. Purpura simplex des membres inférieurs; chagrins, fatigues, privations, varices. Début dans les genoux. Bulle sanguine sur le palais.

7. — H. 19 ans. Surmenage. Au début, coliques violentes, diarrhée. Epistaxis abondante. Purpura des membres inférieurs.

8. — H. 16 ans. Bonne santé habituelle, pas de cause connue. Poussées successives de purpura des membres inférieurs pendant deux mois. Vomissements bilieux. Engourdissement dans les bras, légère perversion de la sensibilité. Hyperesthésie légère au niveau des plaques de purpura.

9. — H. 16 ans. Première poussée de purpura trois jours aupara-

vant ; hydarthrose aiguë du genou gauche avec poussée purpurique un an auparavant. Poussées successives de purpura souvent précédées par des crises de coliques très douloureuses. Diarrhée. Aspect cachectique.

10. — H. 30 ans. Excès de travail. Purpura à forme papuleuse des membres inférieurs. Coliques au début.

11. — H. 22 ans. Douleurs rhumatoïdes depuis plusieurs années ; purpura des membres inférieurs ; douleurs dans les jointures ; épistaxis répétées. Chaudepisse depuis trois semaines.

12. F. 15 ans 1/2. Erythème purpurique généralisé survenu à la suite d'une émotion vive. Malaise. Epistaxis.

PURPURAS INFECTIEUX.

Obs. XVIII. — Etude sur la maladie de Werlhof, par Vaillard, Rec. de mém. de méd. et de chir. militaires, t. XXXIV, p. 334, 1878.

Homme de 25 ans, pas de maladie antérieure, couchant sous la tente au camp de Saint-Médard.

Au début, malaise général, insomnie, abattement inappétence, forte courbature avec frissons irréguliers ; angine

30 mai. Douleurs dans les jambes, épistaxis. Taches hémorrhagiques des avant-bras et des bras.

Le 31. Gonflement œdémateux considérable des membres inférieurs, depuis les doigts jusqu'à l'épaule, plus marqué au dos de la main et aux coudes. Tuméfaction dure, violacée. Douleurs très intenses, spontanées et provoquées par la pression.

Tuméfaction semblable des jambes. Pétéchies. Mollets durs et douloureux à la pression. Pétéchies sur le cou, le dos ; larges ecchymoses. Tuméfaction des amygdales et des régions voisines. T. 39° à 40°.

Tuméfaction de plus en plus marquée des amygdales, et de l'isthme du pharynx. Mort par asphyxie.

Infiltration sanguine des amygdales, du pharynx, des replis aryténo-épiglottiques. Foie gros, congestionné ; rate ramollie, reins congestionnés.

Obs. XX. — Hérard. Académie de médecine, 28 décembre 1852.

Purpura hemorrhahica febrilis ; analyse du sang ; aucune trace de fibrine ; mort (In Gaz. méd. de Paris, p. 12, 1853).

Homme de 25 ans, doreur, entré à la Pitié le 22 août 1851.

Jouissant habituellement d'une bonne santé, doué d'une forte constitution et d'un tempérament sanguin. Cet homme était convalescent depuis une quinzaine de jours d'un érysipèle de la face qui n'avait présenté rien d'insolite, ni dans sa marche, ni dans ses principaux symptômes.

19 août. A la suite d'un bain froid, il fut pris tout à coup, sans cause appréciable, d'un frisson avec fièvre, céphalalgie, courbature générale, et en même temps d'une très vive douleur dans les reins.

Le 20 et le 21. Les accidents continuèrent, allèrent même en augmentant ; le malade eut des nausées et quelques vomissements.

Le 22. Il vint à pied à l'hôpital de la Pitié, où il fut admis. L'interne de la salle, M. Labric, constata, le soir de l'entrée, une fièvre intense, de la céphalalgie, de l'inappétence, la langue blanche, légèrement rouge sur les bords, une douleur de reins tellement aiguë, qu'elle arrachait des cris au malade et absorbait presque tous les autres symptômes. Du reste, pas de larmoiement ni de coryza ; pas de toux, pas de mal de gorge, pas de diarrhée. Çà et là sur la face et les membres, quelques petites saillies coniques qui firent songer à la variole ; mais le malade d'ailleurs vacciné, assurait que ces élevures existaient depuis longtemps.

Le 23. A la visite du matin, l'état est à peu près le même que la veille au soir. La fièvre persiste, les douleurs de reins sont intolérables, les élevures demeurent stationnaires ; mais sur la face et le devant de la poitrine, on remarque une rougeur assez vive, générale, uniforme, sans pointillé, disparaissant à la pression. Le malade ne se plaint ni de mal de gorge, ni de difficulté à avaler. La muqueuse bucco-pharyngienne est saine, la langue blanchâtre, humide. Il n'y a plus de vomissements. L'intelligence est libre. Le soir, l'injection des téguments est plus étendue et plus marquée encore que le matin.

Le 24. (Quatrième jour depuis le début), la céphalalgie et surtout la douleur des reins sont toujours très violentes. La peau est chaude, le pouls développé, bat 100 fois par minute. Les deux conjonctives oculaires et les paupières, principalement du côté droit, sont le siège de fortes ecchymoses violacées, noirâtres. Un grand nombre de pétéchies lie de vin se montrent sur le ventre et les membres inférieurs ; elles sont confluentes à la région hypogastrique, rares sur la poitrine et les bras. Sur les jambes, on observe par plaques disséminées une teinte bleuâtre qui dénote une hémorrhagie profonde. La langue, à peine rouge sur les bords, présente à sa face dorsale un enduit blanchâtre ; les gencives sont saines ainsi que l'arrière-gorge, le malade expectore cinq ou six crachats sanglants, et assure avoir rendu des urines rouges de sang. A l'auscultation, on perçoit dans la poitrine quelques râles sous-crépitants disséminés. La percussion ne fait connaître aucune différence de son appréciable. (Limonade citrique pour boisson) ; saignée de 200 gr. ; diète). Un soulagement immédiat a été obtenu après la saignée ; puis, quelques heures après, le malade s'est plaint tout à coup d'une sensation d'étouffement et est mort subitement.

L'examen du sang a été pratiqué par Becquerel. Il a été impossible de trouver la moindre trace de fibrine ; les globules ne se sont point séparés de la masse sanguine, même après addition de sulfate de soude et réfrigération.

Obs. XXI. — Note sur un cas de purpura hemorrhagica aigu survenu chez un malade atteint d'une affection du cœur ancienne et terminé par la mort, par Rigal, Société médic. des hôp., 28 février et 28 mars 1879, et Union méd., p. 55 et suiv., 1880.

Observation résumée.

Cocher de 33 ans, d'une bonne constitution. D'une bonne santé habituelle jusqu'à la guerre ; à cette époque, sous l'influence des fatigues et des refroidissements répétés, rhumatisme articulaire aigu. Depuis cette époque, de temps à autre, douleur à la région précordiale ; jamais de gonflement des pieds.

A partir de ce moment, bonne santé, nourriture suffisante. Pas d'excès.

Au commencement de décembre 1878. Phénomènes d'embarras gastrique ; nausées, constipation, anorexie ; au bout de cinq ou six jours, il essaie de reprendre son travail ; surviennent alors des frissons, de la céphalalgie, des sueurs, une sorte de courbature généralisée Soif vive, anorexie complète, sensation de froid intérieur.

Après quelques jours, apparaissent sur les membres inférieurs des taches rouges qui n'occasionnent ni douleur, ni démangeaison.

Au moment de l'entrée, 1er janvier ; regard atone, masque pâle, pommettes et lèvres violacées ; sentiment de profonde faiblesse, préoccupation. Face légèrement bouffie non œdématiée, les pupilles sont également contractées.

Larges taches irrégulières très brunes, presque noirâtres, limitées par un cercle rouge sur les membres inférieurs et la paroi abdominale. « Leur étendue varie entre celle d'une pièce de 5 francs et celle d'une pièce de 1 franc, quelques-unes sont même plus grandes, et sur la face postérieure des membres, surtout au mollet, la réunion de plusieurs taches a déterminé la formation de larges plaques brunes de la grandeur de la main, et même plus grandes. Sur ces vastes ecchymoses, l'épiderme est soulevé par places, et ces soulèvements forment, suivant leur étendue, des vésicules, des bulles ou des phlyctènes; dans certains points, l'épiderme a été enlevé par les frottements, et l'on voit à nu le derme infiltré de sang coagulé et en état de sphacèle imminent. Comme nous l'avons dit, ces larges plaques ecchymotiques donnent à la peau des membres inférieurs l'aspect d'une peau de léopard.

« Taches moins nombreuses et moins larges sur la paroi abdominale. Pas d'ecchymoses sur le thorax, la face, les membres supérieurs. « Les gencives, principalement au niveau des incisives sont ulcérées le long de leur bord libre, elles sont d'une couleur rouge foncé, un peu tuméfiées et molles, mais elles ne saignent ni spontanément ni au contact. Les dents sont déchaussées, et quelques-unes un peu branlantes. Toutes ces lésions gingivo-dentaires sont le fait d'une gingivite ulcéreuse avec périostite alvéolaire, existant depuis longtemps, causée probablement par le défaut de soins ; il est impossible de les considérer comme des altérations scorbutiques de la bouche.

« Les membres inférieurs et la main droite, siège de ce purpura intense, sont œdématiés ; l'œdème est en raison directe de l'éruption purpurique ; il est d'une intensité moyenne, assez dur, bien que gardant l'impression du doigt; les membres conservent leur forme. La main gauche, (qui ne présente aucune ecchymose, n'est pas œdématiée, bien qu'elle soit habituellement dans une position plus déclive que la main droite(qui présente plusieurs taches purpuriques), ce qui prouve bien que l'œdème est surtout causé par le purpura, et non par les troubles circulatoires dont nous allons bientôt parler. »

Sensibilité émoussée au niveau des plaques ecchymotiques.

Pouls petit, faible, inégal, irrégulier, à 140°. Hypertrophie manifeste du cœur. Souffle systolique très net à la pointe avec diastolie s'étendant sur tout le petit silence.

Dyspnée assez notable; quelques râles ronflants en arrière ; un peu de rudesse de la respiration vers les bases. Le foie n'est pas augmenté de volume. T. 38°2.

Les jours suivants, il se fait quelques petites poussées purpuriques, à la main droite, aux paupières; l'urine renferme une petite quantité de sang. La salive est légèrement teintée en rose. Les plaques hémorrhagiques s'étendent sur les membres inférieurs. Les plaques de sphacèle exhalent une odeur fétide. Pouls 140°; T. 39°. Faiblesse extrême, insomnie, mort le 12 janvier.

A l'autopsie, on trouva le cœur volumineux avec quelques adhérences de péricardite ancienne. Hypertrophie portant surtout sur le ventricule gauche. Insuffisance et rétrécissement de la valvule mitrale.

Foie gros, présentant à la coupe l'aspect du foie muscade.

Rate de volume ordinaire, ferme, résistante. Poumons congestionnés aux bases. Reins également congestionnés.

L'examen de la peau a été pratiqué par M. Cornil. Il n'a trouvé ni inflammation, ni dégénérescence des vaisseaux, mais seulement une turgescence extrêmement prononcée des capillaires qui sont gorgés de globules rouges..

Obs. XXII. — Latour, p. 173, t. II.

Un négociant d'Ouiarville, âgé de 30 ans, d'une constitution très forte et d'un caractère vif, blond de cheveux et ayant le teint blanc et la figure ordinairement très animée, venait de voyager durant tout le mois de juillet 1797 par un temps sec et brûlant. Il fut pris d'un frisson très considérable à l'auberge des Trois-Maures, à Orléans ; la chaleur de la fièvre succéda bientôt; elle augmenta progressivement au point d'agiter excessivement le malade et de causer un délire frénétique. On appela dans la nuit M. Régnier, chirurgien voisin de l'auberge, qui saigna le malade du pied. La tête était encore troublée le lendemain, et la saignée fut réitérée. C'est dans ce moment que je fus requis. Je trouvai la fièvre encore violente, le pouls plein, le visage coloré comme dans une fièvre éruptive. Alors, j'examinai le malade plus en détail, et je vis son corps tout couvert d'exanthèmes qui ressemblaient à des urtications, mais plus rouges. D'ailleurs, les saignées avaient calmé le délire. Je tranquillisai beaucoup le malade; je lui conseillai de boire abondamment de la limonade nitrée, et de prendre un lavement au petit lait. A ma visite du soir, la fièvre me parut moindre ; le malade était tranquille. Les urtications étaient par plaques larges; nul symptôme gastrique. J'ordonnai un bain de jambes et un lavement comme le matin. Le lendemain, les cuisses et les jambes plus exanthémateuses, légère douleur à la tête, pouls encore plus dur et vif, petite difficulté dans la déglutition.

Le soir, j'observai avec soin l'éruption; déja il s'élevait par-ci par-là, dans les espaces occupés par les plaques exanthémateuses, des taches lenticulaires de couleur lie de vin. Je feignis de ne pas y faire beaucoup d'attention, dans la crainte d'intriguer le malade pendant la nuit. Le lendemain, quatrième jour de la maladie, les pétéchies étaient innombrables. Partout où elles existaient, il n'y avait plus d'exanthèmes, qu'on remarquait cependant ailleurs. L'intensité de la fièvre n'était pas aussi remarquable. La langue rouge, et disposée à devenir sèche les premiers jours de la maladie, semblait s'humecter.

Le 5. Aucun changement dans les pétéchies.

Les 6 et 7. Quoique la fièvre modérée se soutint toujours, j'aperçus une meilleure nuance dans les pétéchies.

Le 9. Leur couleur était manifestement plus vermeille. Enfin, de jour en jour, l'état s'améliora peu à peu; les taches pourprées se résolurent et disparurent sans causer aucun des orages ordinaires, et le 15 les accidents étaient terminés.

Obs. XXIII. — Drei Fälle eigenartiger Hautausschläge (3 cas d'éruptions cutanées singulières), par Bedo Wenzel. Arch. f. dermat. u syphilis, p. 79, 1872. — Résumé.

Carl Rieke, 21 ans, ouvrier en cigares. Epistaxis fréquentes dans l'enfance, a eu le typhus.

Le 25 mai 1871, phénomènes fébriles, céphalalgie, frissons, sueurs, inappétence, vomissemements, sentiment de faiblesse générale. Le lendemain, taches rouges sur les avant-bras et les jambes; on diagnostique une variole. Pendant trois jours, la température reste très élevée, les frissons se renouvellent, les taches rouges s'étendent sur tout le corps. Le malade est transporté des varioleux dans un service de médecine ordinaire.

A ce moment, taches rouges, pâles, arrondies, généralement du diamètre d'un pois, sans saillie à la peau, portant à leur centre une petite pétéchie. Quelques-unes en sont dépourvues. Cette roséole est plus dense vers les extrémités, la poitrine et le cou; rares sur le ventre, elles manquent totalement sur le visage. On trouve à la surface d'une douzaine d'entre elles de petites pétéchies de la grandeur d'une tête d'épingle. Il existe de plus sur le ventre, la poitrine, et surtout sur les jambes, au voisinage des genoux, de larges ecchymoses. Tout ces éléments sont d'âge différent et d'aspect varié, d'après leur ancienneté.

Ventre légèrement rétracté, rate volumineuse (10 centimètres sur 14), langue chargée, humide; sur le voile du palais, quelques petites taches rouge sombres, rien d'anormal aux gencives. Rien dans les poumons, rien au cœur.

Faiblesse très grande, soif, douleurs lancinantes dans les jambes, sans gonflement.

Au bout de quelques jours, douleurs plus marquées dans certaines jointures : l'épaule droite, les articulations des pieds, et plus tard, le genou gauche. Douleurs intenses sans gonflement.

Le 2 juin, épistaxis, nouveaux frissons, nausées, vomissements. Il se fait de nouvelles poussées roséoliques et ecchymotiques. Malgré cela, l'exanthème commence à être moins abondant; il est toujours plus marqué aux extrémités et à la poitrine.

Vers le milieu du mois d'août, à une époque où la température commençait à baisser, gonflement œdémateux des pieds; albumine dans l'urine pendant huit jours. L'œdème des pieds disparaît plus lentement.

En septembre amélioration marquée; au mois d'octobre, rétablissement complet.

La température est régulière : de 37° à 40° du début au 15 juin; à partir de ce moment, de 37° à 39°; à partir de juillet, les exacerbations fébriles deviennent rares.

Obs. XXIV. — Johnson. Case of rheumatic fever associated with extensive subcutaneous hæmorrhagis and sloughing of the face, etc. Med. Times and Gaz., sept. 20, p. 339, 1879.

Jeune fille de 19 ans, surmenée.

1er août. Vers le soir, frissons légers, raideur des jointures, qui se gonflent et deviennent douloureuses.

Au moment de l'entrée, le 4 août, douleurs articulaires, soif intense, perspiration acide. Articulation du bras gauche, des deux genoux et des cous-de-pieds enflées et douloureuses. Constipation, T. axil., 102,8. P. 108.

Le 8. Œdème des paupières, qui prennent une couleur sombre,

Le 9. L'ecchymose s'accroît rapidement, inquiétude, pas de céphalalgie, langue sèche, bleuâtre. T. le soir, 103,6 (40°).

Ecchymose du dos de la main droite; ecchymose de la joue droite,

Le 10. L'ecchymose de la main gagne en étendue ; taches purpuriques au niveau des malléoles, des deux côtés. Gonflement du nez, des lèvres et du menton. P. 114-120. T. de 101° à 102,4.

Albumine dans l'urine.

Le 11. T. 100,2 F.; P. 102. Insomnie ; la plaque ecchymotique des paupières s'est étendue à tout le front. Des bulles sanguinolentes se sont développées sur les plaques purpuriques de la face ; elles crèvent et laissent échapper un liquide sanieux.

Plus tard, le 14 ou le 15, les plaques purpuriques du front et de la face se gangrènent ; la peau du front et les paupières se trouvent ainsi détruites. T. 103° à 104° (39°,5 à 40°).

Le 21. Chute complète de l'eschare de la joue ; les muscles de la face sont mis à nu ; odeur repoussante. Les paupières sont détruites, les bulbes oculaires saillants, dénudés. — Mort le 22.

A l'autopsie, on trouve des caillots dans le sinus longitudinal supérieur. Pneumonie gris jaunâtre, non granuleuse, du lobe inférieur du poumon gauche ; petites ecchymoses du péricarde ; foie gros, pesant 87 onces, friable (of a mottled colour). Rate ramollie. Reins congestionnés. Pas de caillot dans les vaisseaux correspondant aux eschares. Rien dans l'endocarde.

Obs. XXV. — Œdème, pourpré fébrile. Thèse de Soyer, 1878. — Résumé.

M. M. 27 ans, scieur de long, entre à l'Hôtel-Dieu le 23 mars 1878.

Bonne constitution, forte musculature, bonne santé habituelle, logement sain, nourriture convenable, pas d'excès d'aucun genre.

20 mars. Grande lassitude.

Le 21. Il est forcé d'abandonner son travail. Douleur assez vive dans la jambe gauche.

Le 22. Ecchymose assez étendue du creux poplité.

Le 23. Augmentation du volume de la jambe, empâtement au niveau des malléoles. Large ecchymose du creux poplité. On pense à la rupture d'une veine.

Quelques pétéchies.

Extraction de la première grosse molaire inférieure droite. Légère bouffissure de la face et des paupières. T. 38,6, P. 84.

Pas d'albumine ni de sucre dans les urines. Appétit assez bon. T. du soir, 39,2.

Le 27. Soif vive, appétit médiocre, langue rouge, humide. T. m., 38,5 ; T. s., 39,4.

Souffrances très aiguës dans la région lombaire ; douleurs et tuméfaction au niveau de l'avant-bras.

Le 28. Pétéchies assez nombreuses sur le corps ; petites ecchymoses. Gonflement de l'alvéole de la dent arrachée, odeur gangréneuse, dénudation du maxillaire inférieur à ce niveau ; léger suintement sanguin des gencives environnantes. T. 38,9 ; le soir, 39°.

Le 29. Amélioration ; moins de gonflement des membres ; moins de boursouflement des paupières ; les taches hémorrhagiques pâlissent. T. 39.

2 avril. Amélioration plus prononcée. Disparition des taches.

Le 3. Les taches reparaissent très nombreuses sur la face postérieure du tronc ; quelques-unes, vers l'omoplate, sont larges comme la paume de la main.

Du 4 au 16. Signes d'épanchement abondant dans le côté gauche de la poitrine, en arrière. Abattement, amaigrissement. T.. de 38° à 39°.

Nouvelle poussée hémorrhagique vers les téguments. Véritable bosses sanguines sous-cutanées.

Ulcération profonde de la mâchoire ; dans une étendue de plusieurs centimètres, le maxillaire est dénudé. T. 39,2. P. 40.

Le 18. Véritable état gangréneux de la joue, s'étendant jusque vers la base de la langue. T. m., 39°. T. s., 4.

Le 20. Epistaxis légère, gencives saignantes. Pâleur, amaigrissement.

Le 22. Même état, délire la nuit.

Le 26. Dysphagie, cornage. L'ulcération gangréneuse occupe toute la base de la langue.

Le 30. Un peu d'amélioration. Mort dans un accès d'étouffement.

Autopsie. — Plaque gangréneuse très étendue de la joue et de la base de la langue. Œdème des replis arythéno-épiglottiques.

Poumons fortement congestionnés. Un demi-litre de liquide séro-purulent dans la plèvre gauche, qui est tapissée d'un exsudat grisâtre.

Reins gros et remplis de sang.

Surface de l'intestin grêle, rouge, boursouflée.

Foie, rate, corps tyroïde gorgés de sang, augmenté de volume, de consistance normale.

Obs. XXVI. — Thèse de Faisans, Paris, 1882. — Résumé.

Homme de 30 ans, journalier, entré le 15 juin 1880 dans le service de M. Grancher.

Vigoureux, bonne constitution, pas de maladie importante, pas de rhumatisme. Logement convenable, bonne nourriture. Pas d'antécédents héréditaires ou collatéraux.

2 juin. Douleurs dans le genou droit ; le lendemain, douleurs dans le genou gauche ; le surlendemain dans les articulations tibio-tarsiennes. Rougeur et gonflement. Apparition de taches pétéchiales.

Au bout d'une semaine, nouvelles pétéchies sur les fesses, les cuisses, les jambes.

Le 16. Douleurs articulaires étendues aux coudes et aux poignets. Il y a encore des douleurs, de l'épanchement et du gonflement aux articulations des membres inférieurs. Œdème blanc et mou de la partie inférieure des jambes. Taches purpuriques abondantes dans la moitié inférieure du corps. Leurs dimensions varient depuis celles d'une tête d'épingle jusqu'à celles d'une pièce de 50 centimes. Ces taches semblent en rapport avec la distribution des nerfs. Elles sont abondantes surtout dans la zone de distribution du sciatique et de ses branches. Elles présentent dans leur répartition une parfaite symétrie.

En avant, quelques taches disséminées à la partie antéro-interne des deux cuisses et des jambes. A la base des rotules, deux groupes symétriques de trente à quarante pétéchies chacun. A la région lombaire, groupes de pétéchies symétriquement disposés de chaque côté de la colonne vertébrale.

Aux membres supérieurs, deux groupes de pétéchies situés en dedans de l'articulation du coude; quelques pétéchies sont disséminées au-dessus des articulations métacarpo-phalangiennes. Toutes ces taches présentent une disposition symétrique.

Etat général assez satisfaisant. Fièvre modérée; T. 38°; soif vive, appétit presque nul; selles normales; ventre souple; le foie et la rate ont leurs dimensions normales, rien aux poumons ni au cœur.

Ni sucre ni albumine dans l'urine. Pas de leucocythémie.

Le 17. Douleurs plus vives aux coudes, étendues aux épaules; quelques taches de purpura à ce niveau, symétriquement disposées. Epistaxis; T. 38°.

Le 18. Même état; deux groupes symétriques de pétéchies sur la face: « l'un situé au-dessus de l'orbite correspondant au point d'émergence du nerf sus-orbitaire; l'autre est placé sur le point d'émergence de la branche sous-orbitraire du maxillaire supérieur. »

Le 19. Un nouveau groupe purpurique de chaque côté de la lèvre inférieure au-dessus du trou mentonnier. « Au niveau du groupe sus-orbitaire, les taches secondaires qui s'en détachent forment sur le front deux ou trois lignes courbes à concavité externe dessinant les rameaux de la branche sus-orbitaire. »

Douleurs abdominales assez intenses pendant la nuit; plusieurs garde-robes glaireuses, mélangées de sang..

Etat général grave; T. 38°2. Joues pâles; langue épaisse, fuligineuse. gencives tuméfiées, violacées, saignantes, épistaxis.

Le 20. Coliques moins fortes; selles encore sanguinolentes; vomissements glaireux et bilieux; vives douleurs épigastriques. Affaissement. T. 37,2, 38° le soir. Petites eschares sur les fesses et au niveau des grands trochanters.

Les jours suivants, disparition des douleurs abdominales; les pétéchies pâlissent. Quelques nouvelles taches autour des articulations scapulo-humérales qui sont redevenues douloureuses. Toujours même symétrie et diminution de la sensibilité au niveau des taches.

Le 24. Nouvelle poussée de taches à la partie antéro-externe des deux cuisses sans nouvelles douleurs.

Langue sèche, fuligineuse; gencives boursouflées et ulcérées.

Le 25. Les taches s'effacent. Ecchymose sous-conjonctivale de la partie supéro-externe de l'œil droit.

Le 26. Selles normales. T. 37,4 à 37,8.

Le 28. Vomissements glaireux. Etat général meilleur.

Du 1er au 10 juillet, il se fait une parotidite gauche suppurée, ouverte par incision.

Le 16. Une nouvelle incision devient nécessaire. Drainage.

A partir de ce moment, amélioration persistante.

Obs. XXVII. — Communiquée par M. Lailler.

Homme de 29 ans, ciseleur. Chaudepisse depuis un mois. *Pas de traitement.* Douleurs vagues dans les jambes depuis huit jours. Malaise général. Céphalalgie; mouvement fébrile. Frissons à plusieurs reprises. Purpura des membres inférieurs, surtout à la partie inférieure des jambes et au-devant des genoux. Œdème des pieds. Eruption plus discrète sur le dos des mains et le devant de la poitrine. Guérison en huit jours.

BIBLIOGRAPHIE (1).

TRAITÉS GÉNÉRAUX. — **Alibert**, Monographie des dermatoses, Paris, 1832. — **Rayer**, Traité théorique et pratique des maladies de la peau, 1835. -- **Bazin**, Leçons théoriques et cliniques sur les affections cutanées artificielles. — **Schedel et Cazenave**, Abrégé pratique des maladies de la peau, p. 578, 1847.. — **Alph. Devergie**, Traité pratique des maladies de la peau, p. 379, 1854. — **Neumann**, Traité des maladies de la peau. — **Th. Hallier**, Purpura in Reynold's System of Medicine, 1866. — **Immermann**, Morbus maculosus Werlhofii, in Ziemssen's Handb. — **Rilliet et Barthez**, Traité clinique et pratique des maladies des enfants, p. 75, t. II. — **J. Bucquoy**, Du purpura hæmorrhagica idiopathique (Th. de Paris, 1855). — **Hebra**, Traité des maladies de la peau. Traduct., Doyon, 1869. — **Laget**, Etude sur le purpura simplex à forme exanthématique (Th. de Paris, 1875).

I. MALADIE DE WERLHOF. — II. SCORBUT SPORADIQUE. — Opera Gottlieb Wherlofii (édit. Wichmann, Hanovre, 1775). — **Gauthier-Bellefonds**, Essai sur la maladie tachetée hémorrhagique de Werlhof (Th. de Strasbourg, 1811). — **Latour**, Traité des hémorrhagies, Orléans, 1815. — **H. Mollière**, Recherches cliniques sur la nosographie du purpura hæmorrhagica (Lyon médical, t. XIV, p. 331, 1874). — **Immermann**, Morbus maculosus Werlhofii (Ziemssen's Handb.). — **Lasègue**, Etude rétrospective sur la maladie de Werlhof (Arch. gén. de méd., t. I, 1877). — **Lind**, Traité du scorbut. Traduct. française. — **De Mahé**, Art. Scorbut. Dict. de Dechambre. — **Immermann**, Ziemssen's Handb. — Lasègue et Legroux, Arch. gén. de méd., 1871. — **Leven**, Gaz. méd. de Paris, 1872. — **Hayem**, Gaz. méd. de Paris 1872. — Société médicale des hôpitaux, 1871. — **J. Marlier**, Presse médic. belge, t. XXIX, p. 35, 1872. — **Cheadle**, Scurvy and Purpura (Brit. med. Journ., nov., p. 9, 1872. — **W. Anderson**, A case of scorbutus and one of purpura hœmorrhagica contrasted (Glasg. med. Journ., p. 484, 1880). — **Revillou**, Gaz. des hôpitaux, p. 569, n° 72, 1877. — **Scott Orr**, Glasgow med. Journ., t. XIII, p. 485, 1880. — **Habershon**, Guy's Hospit. Rep., vol. III, série 3, 1857. — **Grisolle**, Traité élémentaire et pratique de pathologie in-

(1) Nous n'avons pas la prétention de donner ici un index bibliographique complet des travaux très nombreux publiés sur le purpura hémorrhagique, mais seulement d'indiquer ceux de ces travaux qui nous ont été utiles pour la la préparation de la présente étude.

terne, t. I, p. 670. — **Forget**, Recherches cliniques sur le purpura et le scorbut (Gaz. médic. de Paris, p. 584 et 598, 1853. — **E. Wagner**, Scorbutische Blutungen, Arch. der Heilkunde, t. X, 1869, p. 338.

III. Purpura rhumathoïde. — **Henoch**, cité par Couty. — **Couty**, Gaz. hebdom., nos 36, 38, 39, 40, 1876. — **Faisans**, Th. de Paris, 1882. — **Natu**, Th. de Paris, 1882. — **Ern. Besnier**, Art. Rhumatisme du Dict. de Dechambre. — **Ferrand**, Th. de Paris, 1862. — **Leger**, Th. de Paris, 1867. — **Stieldorf**, Th. de Strasbourg, 1864. — **J. Comby**, Progrès médic., 28 août 1880. — **C. Paul**, Arch. gén. de méd., t. IV, 6e série, p. 676, 1864. — **Rob. Liveing**, Lancet, t. II, p. 307, 1877. — **Krause**, Wien., Zeitschr., t. VII, p. 6, 1851. — **Fuchs**, Bullet. méd. de Ferrussac, t. XVIII, p. 274.

IV. Purpura d'origine nerveuse. — **Strauss**, Arch. de neurologie, 1880-81, p. 555. — **Testut**, De la symétrie dans les affections cutanées, Th. de Paris, 1877. — **Rendu**, Ann. de dermatologie, p. 138, 1874-75. — **Schwimmer**, Die neuropathischen Dermatosen, p. 152, 1882. — **J. Parrot**, Gaz. hebdom., p. 745, 1859. — **G. Mathelin**, Th. de Paris, 1877.

V. Purpuras infectieux. — **Latour**, Hist. philos. et méd. des causes essentielles, médiates et prochaines des hémorrhagies, Orléans, 1815, t. II. — **Bouillaud**, Nosogr. méd., t. V, 1846. — **Alix**, Deux observ. de p. hæmorrhag. aigu, Lyon médical, 1878, no 14. — **Widal**, France médic., 21 août 1878. — **Southey**, Case of purpura rheumatica, or hemorrhagic rheumatism (The Lancet, 7 juillet 1877. — **Sorel**, Maladie de Werlhof ayant pour cause un traumatisme de l'urèthre. — **Gibert** (du Hâvre), Revue mensuelle, p, 870, 1877.

VI. Purpura dans la fièvre intermittente. — **Griesinger**, Maladies infectieuses. — **Rehfeld**, In Schmidt's Jarhb., p. 308, t, XIX, 1838. **Olivetti**, Ann. des mal. de la peau de Cazenave, p. 182, 1850-51. — **Dedet**, Th. de Paris, 1882.

VII. Purpura dans la vaccine. — **Gregory**, Medico-chirurgic. Transact. t. XXV, Anal. in Gaz. med. de Paris, 1843. — **Olivetti**, Ann. des mal. de la peau de Cazenave, p. 179, 1850-51.

Paris. — A. Parent, imprimeur de la Faculté de médecine, rue Monsieur-le-Prince, 31.
A. Davy, successeur.

www.ingramcontent.com/pod-product-compliance
Ingram Content Group UK Ltd.
Pitfield, Milton Keynes, MK11 3LW, UK
UKHW021908260726
13966UKWH00006B/1288